护理研究实践教程

主　编◎ 张利萍　兰　玛

副主编◎ 顾凤娇　王　宇

编　委◎ 段思羽　刘继红　周　丽　王文希

　　　　　侯军飞　游　波　刘　璐　陈　博

西南交通大学出版社

·成　都·

图书在版编目（CIP）数据

护理研究实践教程 / 张利萍，兰玛主编. 一成都：
西南交通大学出版社，2023.6
ISBN 978-7-5643-9335-9

Ⅰ．①护… Ⅱ．①张… ②兰… Ⅲ．①护理学 – 教材
Ⅳ．①R47

中国国家版本馆 CIP 数据核字（2023）第 104766 号

Huli Yanjiu Shijian Jiaocheng
护理研究实践教程

张利萍　兰玛 / 主编　　　责任编辑 / 何宝华
　　　　　　　　　　　　封面设计 / 原谋书装

西南交通大学出版社出版发行
（四川省成都市金牛区二环路北一段 111 号西南交通大学创新大厦 21 楼　610031）
发行部电话：028-87600564　　028-87600533
网址：http://www.xnjdcbs.com
印刷：郫县犀浦印刷厂

成品尺寸　170 mm×230 mm
印张　7.5　　字数　107 千
版次　2023 年 6 月第 1 版　　印次　2023 年 6 月第 1 次

书号　ISBN 978-7-5643-9335-9
定价　32.00 元

随着全球护理专业的迅速发展，科学研究在护理中的重要性得到了广泛的认可。护理研究是指为了探讨护士工作和护理过程中的重要现象，解决护理问题，指导护理实践活动而进行的系统调查。涉及护理理论、临床护理实践、护理管理、护理教育等领域。

近年来，全球护理研究论文产量稳步增长，学术界对护理研究越来越重视。论文产出和跨境合作主要分布在美国、英国、澳大利亚、加拿大等发达国家，其中美国遥遥领先于其他国家。

本教材是《护理研究》配套的一本具有更高实操价值的实验课教学资料，旨在提高我国护理高等教育水平，促进优质护理研究的发展，通过对该实践教程的学习，可以使学生掌握科研选题、文献检索、综述撰写、科研设计、数据分析等基本科研素养，让学生对护理科研不再望而生畏，更直观清楚地参与到护理研究的每一步具体操作中，逐渐对护理科研产生兴趣，培养出更多具有探索性、创新性、主动性、计划性的高等护理人才。

>>>> 【 目 录 】

护士、护理管理者还是护理教师，在不断的实践中总会遇到使自己感到困惑不解的问题，需作进一步的研究探讨。如一名护士在观察危重症患者及其家属的心理行为反应时，会思考危重症患者会有哪些心理问题，他们将如何应对，家人的支持度对他们的康复有多大影响，护理人员如何与危重症患者沟通，可采取哪些护理措施帮助患者及其家属进行积极应对，等等。如把这些思考加以整理就能形成一系列很好的研究问题。因此，要做好两点：一是善于观察和发现护理工作中的问题，因为很多研究问题就在身边。遇到实际问题时要勤于思考，大胆提出设想。特别是多次遇到的某个问题或某种现象用现有知识难以圆满解释时，意味着这可能是一个很值得进一步探讨的研究问题；二是要善于总结工作经验，平时要善于积累资料，当积累到一定程度时，可以进行整理、归纳，容易提出新的问题。[1]临床护理的信息除直接来自临床的观察和记录外还有浏览期刊、会议资料、文后参考文献[2]，例如《中华护理杂志》《护理研究》等护理杂志上的研究论文，它们是满足个人和职业责任需要的途径之一，它使护士掌握护理科研的有效信息；护士还可利用检索工具获得医学文献。还可充分利用网络上的资源，如浏览网上免费的护理刊物[3]。

（2）研究者与同事间的相互交流

一些有经验的研究者或专家，包括导师、某一领域的专家、医生等能对研究内容提供很好的建议，提示一些研究方向。同行之间、医护之间的交流均可获得研究选题的启示。参加各种学术会议、讲座、研讨会时，人们因观察问题角度不同，对同一问题可有不同的观点，我们可聆听各种意见和见解，从争论的焦点得到研究启发，找到自己的研究课题[4]。

---

[1] 张美芬. 护理研究中的选题[J]. 继续医学教育，2006（29）：29-33.

[2] 袁长蓉，王志红. 护理科研论文参考文献的引用与著录[J]. 解放军护理杂志，2003，20（3）：100.

[3] 吴健，王玲勉，孙印臣. 护理科研方法及其存在问题探析[J]. 解放军护理杂志，2003（11）：79-80.

[4] 张美芬. 护理研究中的选题[J]. 继续医学教育，2006（29）：29-33.

（3）阅读专业文献

确立研究问题还可从期刊目录、文章标题、文章中的新理论和新概念中获得灵感，了解现在或未来需要探讨的内容，捕捉研究热点，激发选题灵感。

从期刊目录中可发现各阶段的护理研究热点：护理经济学研究、循证护理学的研究、临床护理路径的研究、临床护理专家培养和认证的研究、社区护理教育研究等；从文章标题《小儿心脏术后监护期间父母压力及焦虑状况的研究》《护士对患儿家属支持情况的调查研究》《儿科住院患儿亲属的心理健康状况及护理》可总结出对于住院患儿家属的相关支持是研究热点。从护理期刊中对新理论和新概念的专栏介绍中我们也可了解国外研究的方向，以此作为自己确立研究问题的参考。护理期刊中部分护理研究论文和综述文章的结尾部分会提及本研究中存在的不足及今后改进的方向或该研究领域尚未解决的问题及今后的研究方向等，这些对于选题而言都是非常有价值的资料。如《五指法在疼痛强度评估中的应用》结束部分作者提出："本研究样本量偏少，可能有一定的局限性，建议应进一步扩大样本量，并进行纵向研究。"在《手卫生现状及研究进展》一文中，作者在结束部分提道："如何改变医务人员的行为、提高洗手依从性是当前该领域研究的热点问题。"这些均提示了在相关的研究领域我们可进一步探索的研究方向[1]。

（4）理论学习

理论是对某种行为或现象的抽象解释，是具有一般指导意义的①。一个研究课题的确立，除了从实践经验和日常工作中发现问题外，还需要根据有关理论和专业知识，来帮助分析和选择研究内容、方法，并提出预期目标。护理理论可指导护理实践，因此在确立研究课题时可与相关理论相结合，这样能提高选题的水平，例如在设计"居家脑卒中患者的康复训练"项目时运用 Orem 的自理模式为理论依据，可增加该研究的深度②。

---

① 张美芬. 护理研究中的选题[J]. 继续医学教育，2006（29）：29-33.
② 胡雁. 护理研究的选题[J]. 国外医学. 护理学分册，2004（08）：383-385.

（5）科学基金指南

科学基金是指为了从事科学研究活动而设立的具有一定数量的资金。科学基金具有导向作用。通常，国内外各级科研管理机构、基金组织、专业组织、政府医疗卫生机构都设有相应的科学基金，明确优先资助的研究领域，以引导科研选题的方向。设有科学基金的国家、卫生部门、教育部门、科技部门、护理学会、大学、医院等，都会根据医疗卫生事业发展规划的需要而定期发布科学基金指南，提供研究资助的学科领域、研究范围和研究方向。

2. 形成和修改一个研究问题

利用 PICO 法构建研究问题：P（Patient）代表"研究对象"或者"研究问题"，I（Intervention）代表"干预措施或感兴趣的研究议题"，C（Comparison）代表"对照或比较"，O（Outcome）代表"结果或预期结果"。

值得研究的问题一般具有以下特征：① 问题应是精确、具体的，包含了可测量的变量；② 问题应是现实的；③ 问题范围不应过大；④ 问题应是清晰的；⑤ 应避免与不同价值观念和价值判断相关的问题；⑥ 问题应包含可直接观察到的特征和行为。相对而言，不值得研究的问题包括：① 范围过大，过于模糊，没有为研究者指明方向；② 包含了一些不明确的术语；③ 包含了不明确价值判断的术语；④ 包含了抽象的术语；⑤ 包含了不能直接观察到的特征。[①]

选题时要突出一个"小"字，因为其内容单一、干扰少、花费少、涉及面窄、可独立完成；还要突出一个"新"字，但新有一定的相对性，独特的见解为"新"，在模仿别人的实验方法时有创新也可被称为"新"。知识是有限的，想象是无限的，充分发挥想象力，在护理工具改革、专科护理程序、病房管理方式、临床教学思维等方面，进行大胆的探索[②]。

---

① 胡雁. 护理研究的选题[J]. 国外医学. 护理学分册，2004（08）：383-385.
② 吴健，王玲勉，孙印臣. 护理科研方法及其存在问题探析[J]. 解放军护理杂志，2003（11）：79-80.

3. 研究问题的陈述

（1）研究目的：写出进行此研究的理由与目标。

（2）研究目标：是指为了实现研究目的而确定的具体的研究内容。包括以下几点：

① 以行为动词引出。

② 包括研究对象和研究变量，干预性研究包括自变量和因变量。

③ 研究目标需要简洁、具体、可测量。

（3）研究问题是一个简明的疑问句。

（4）研究假设：

① 将疑问句转变为陈述句。

② 结果或关系的正式陈述。

③ 假设的来源：理论支持（可有可无）。

五、实践示例（实验类、调查类研究）

选题一　实验类研究

题目：益生菌酸奶对慢性肝病患者肠道菌群影响的研究

1. 用 PICO 法对该题目构建完整的研究问题。

P：慢性肝病患者

I：口服××牌益生菌酸奶，3 次/日，1 杯/次，100 mL/次

C：没有口服酸奶的慢性肝病患者

O：肠道菌群失调的发生率

2. 陈述该研究问题。

（1）研究目的：本研究的目的是探讨益生菌酸奶对慢性肝病患者肠道菌群的影响。

（2）研究问题：益生菌酸奶能对慢性肝病患者的肠道菌群产生影响吗？

（3）研究目标：评价益生菌酸奶对慢性肝病患者的肠道菌群数量和失调程度的影响。

（4）研究假设：

① 慢性肝病患者口服益生菌酸奶能够改变肠道菌群的数量。

② 慢性肝病患者口服益生菌酸奶能够减少肠道菌群的数量。

理论支持：在临床上，目前主要是应用微生态制剂补充有益菌，以恢复肠道菌群平衡，并且已经取得了一定疗效。

酸奶作为益生菌的另一个载体不仅作为食品已被人们广泛接受，而且在辅助治疗乳糖不耐症、溃疡性结肠炎、腹泻等疾病方面已经取得了一定疗效。

选题二　量性研究

题目：汶川地震 15 年后亲历者心理应激状况的评估

1. 用 PICO 法对该题目构建完整的研究问题。

P："汶川"地震亲历者

I：无

C：无

O：心理应激状况的发生率

2. 陈述该研究问题。

（1）研究目的：本研究的目的是评估汶川地震 6 年后亲历者心理应激障碍（PTSD）阳性率及影响因素，为相关卫生服务的开展提供理论依据。

（2）研究问题：汶川地震 15 年后地震亲历者的心理应激障碍阳性率有无下降？危险因素有哪些？

（3）研究目标：调查汶川地震 15 年后地震亲历者的心理应激障碍阳性率和危险因素。

（4）研究假设：汶川地震 15 年后地震亲历者的心理应激障碍阳性率有所下降。

理论支持：侯彩兰等人调查发现灾后 PTSD 的患病率随时间延长而下降。

六、学生作业示例

示例 1.量性与质性结合

作业：针对各小组的选题，请用 PICO 法构建完整的研究问题，并陈述该研究问题。

学生作业：

1. 题目：攀枝花市女护士的抑郁现状及相关因素的质性研究。

2. PICO 构建完整的研究问题。

P：攀枝花市女护士

I：无

C：无

O：抑郁现状和相关因素

3. 陈述研究问题。

（1）研究目的：对攀枝花市女护士的抑郁现状及相关因素进行探索，为缓解女护士的抑郁情况提供针对性帮助。

（2）研究问题：女护士的抑郁现状是什么？相关因素有哪些？

（3）研究目标：调查女护士的抑郁现状及影响抑郁现状的相关因素。

（4）研究假设：女护士的抑郁现状受到社会因素、心理因素、家庭因素等影响。

教师评审：90 分

（1）题目规范（20 分）：20 分。

（2）PICO（40 分）：描述规范，40 分。

（3）陈述研究问题（40 分）：研究目标欠规范，建议改成：调查女护士抑郁现状及相关危险因素。研究假设无理论支持和文献支撑。30 分。

示例 2.质性研究

作业：针对各小组的选题，请用 PICO 法构建完整的研究问题，并陈述该研究问题？

学生作业：

1．题目：攀枝花市高血压年轻化现象及影响因素

2．PICO 构建完整的研究问题

P：攀枝花市 20～35 岁的高血压患者

I：无

C：无

O：高血压年轻化的影响因素

3．陈述研究问题

（1）研究目的：调查研究攀枝花市高血压年轻化的影响因素，为高血压年轻化防治提供理论依据。

（2）研究问题：近三年来影响攀枝花市 20～35 岁的高血压患者患高血压的因素有哪些？

（3）研究目标：调查攀枝花市 20～35 岁高血压患者患高血压的影响因素。

（4）研究假设：近三年来攀枝花市 20～35 岁的高血压患者患高血压的因素与社会环境、遗传、生活方式、精神状况、饮食等有关。

理论支持：

① 社会环境的影响：公关应酬多，吸烟喝酒，作息不规律。

② 遗传因素：研究显示，高血压与遗传因素有关。父母一人患高血压，子女高血压发生率为 28%；父母均患高血压，子女的高血压发生率可高达 40%以上。

③不良的生活方式：青壮年人喜好吃高盐、高脂、高胆固醇的食物；宁可开车、乘车，也不愿走路；上班坐办公室，回家坐沙发，运动量极少。

④精神因素：工作紧张及压力大是年轻白领产生高血压的重要原因之一。

高钠低钾膳食、超重和肥胖、过量饮酒、长期精神紧张、缺乏运动、家族遗传等都是高血压的主要危险因素。其中，以精神压力对青年的血压影响尤为突出，也最易被忽视。很多年轻人初发的高血压都是不健康的生活方式引起的。

参考文献：

[1] 玲子. 高血压发病年轻化. 健康向导，2009-02-20.

[2] 叶芳. 高血压年轻化精神压力是祸根. 江苏卫生保健，2019-12-15.

教师评审：85分

1）题目（20分）：不规范，建议改为：攀枝花市高血压年轻化现象影响因素的质性研究。15分

2）PICO（40分）：正确无误，40分。

3）陈述研究问题（40分）：研究问题、研究假设建议删除"近三年来"四个字，30分。

七、实践作业

以小组为单位完成科研选题。

第二章

文献检索

一、教学要求

（1）熟记文献检索的基本知识。

（2）掌握文献检索的方法。

（3）掌握文献检索步骤。

二、教学重点

（1）文献检索方法。

（2）文献检索步骤。

三、教学难点

文献检索步骤。

四、理论知识

　　学习这一部分内容，我们首先要了解什么是文献？什么是参考文献？《中华人民共和国国家标准·信息与文献　参考文献著录规则》（GB/T 7714—2015）的定义：参考文献是指对一个信息资源或其中一部分进行准确和详细著录的数据，位于文末或文中的信息源。简单来说，就是指我们手上的各种文献资料只有进入"用"的状态，与科研有了某种关系，才构成"参考文献"[①]。文献的类型多种多样，其划分有以下三种：

按照文献载体材料、存储技术和传递方式划分，分为印刷型、缩微型、视听型（声像型）、机读型（联机型、光盘型、网络型）。

根据文献的加工程度不同划分，分为零次文献（灰色文献）；一次文献（原始文献），为检索和利用的主要对象；二次文献，为检索的主要利用工具；三次文献，是在利用二次文献的基础上，选用一次文献内容，进行分析、概括、综合研究和评价而生成的再生信息源。

一次文献是人们直接以自己的生产、科研、社会活动等实践经验为依据生产出来的文献，也常被称为原始文献（或叫一级文献），其所记载的知识、信息比较新颖、具体、详尽。一次文献通常为期刊论文、研究报告、专利说明书、会议论文、学位论文、技术标准等，这些文献具有创新性、实用性和学术性等明显特征。二次文献是对一次文献进行加工整理后产生的一类文献，如书目、题录、简介、文摘等可供检索的工具。三次文献是在一、二次文献的基础上，经过综合分析而编写出来的文献，人们常把这类文献称为"情报研究"的成果，如综述等。

根据文献信息源的内容形式划分，文献类型主要包括普通图书、论文集及会议记录、报告、学位论文、专利文献、标准文献、期刊文献、报纸文献、专著中的析出文献、电子资源（不包括电子专著、电子连续出版物、电子学位论文、电子专利）等[②]。

（一）文献检索方法[③]

1. 直接检索法

直接检索法又叫常用法、工具法，它是利用现有的各种检索工具（文

---

① 冯长根. 博导、博士生科研复述和杂谈（25）——参考文献是什么文献？[J]. 科技导报，2012，30（25）：83.

② GB/T 7714—2015《信息与文献 参考文献著录规则》主要文献类型的著录格式[J]. 宁波职业技术学院学报，2021，25（04）：2.

③ 文献检索的方法、途径和步骤[J]. 上海体育学院学报，1986（S1）：37-50.

摘、索引等）查找文献的方法，包括顺查法和倒查法。（1）顺查法：由远及近直至现在，边查找边筛选，直至达到目的。顺查法能全面掌握有关课题发展的背景材料，查检率高，不易漏检，但较费时。（2）倒查法：由近期开始向过去查，由近而远，回溯而上，一直查到足够的资料为止。利用倒查法，可以较快地找到近期发表的最新文献，这些文献在反映最新科研情况的同时，还可能对早期技术资料有所引用、论证和评述。总的说来，检索最新文献资料宜用倒查法，检索某一课题的发展全过程及其历史沿革，或者是围绕主题普查一定时期内全部文献，宜用顺查法。但两者都必须把握好课题的时间性。

2. 追溯检索法

利用著者在一篇文章（献）或一本著作后面所附的参考文献目录，追踪查找有关图书资料的方法。采用追溯法，往往能找到重要参考材料，但有时由于新文献不多，原著者提供的参考文献数量有限，或价值并不很大，所以不应完全依靠追溯法来检索文献。

3. 分段检索法

分段检索法又称交替法，这是综合前两种方法而成的"立体型"检索方法。其做法是：先利用检索工具查得一批文献，在阅读了这批文献之后，再按照文献所附的参考文献查找另一批参考文献，如此一环扣一环，分期分段，直到检索目的实现为止。也有事先掌握某一篇文献后的参考文献线索，从中发现这些文献所具备的各种检索途径（如著作、分类、主题等），然后利用相应的检索工具扩大线索，跟踪追击，获取文献。这种方法比前两种方法效率更高，效果更好。

（二）文献检索的步骤

1. 分析检索课题检索需求，确定检索词

分析课题就是要了解课题涉及的学科范畴、文献范围、检索目的等，

以便有针对性地进行查检。课题分析得越准确就越能够实现规范文献检索准确、全面、快速的基本要求①。分析课题是整个查检过程的准备阶段，对以后的制定检索策略也起着重要作用。

　　文献检索的首要环节就是根据检索课题的需求，确定检索词。文献检索的基本原理是将研究者提出的检索词与检索系统中的标引词进行对比，当检索词与标引词一致时，即为命中，检索成功。由此可见，能否准确地检索出研究者所需的信息，关键在于能否准确地选择检索词。按照所描述的文献信息特征划分，检索词可分为文献外部特征检索语言和文献内容特征检索语言，研究者可以根据检索的需要使用不同的检索词。

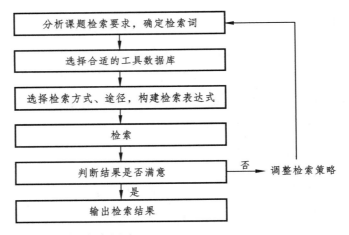

　　1）文献外部特征检索语言

　　包括题名（书名、刊名）、著作（作者姓名、译者姓名、编者姓名、学术团体名称）、文献序号（专刊号、技术标准号）、引文等。

　　2）文献内容特征检索语言

　　主要介绍关键词和主题词。关键词是指出现在文献中的标题、篇名、章节名、摘要或正文中对表达文献主题内容具有实质性意义的词语，关键词由于直接来源于文献，不需规范化处理，使用灵活，常能准确检索到含有新出现概念的文献。主题词是经过优选和规范化处理的词汇，它取自于

---

　　① 张宝泉. 文献检索的方法和步骤探讨[J]. 德州师专学报，1998（04）：60-62.

主题词表，常用的有美国国家医学图书馆（NLM）编制的《医学主题词表》（Medical Subject Headings，MeSH）。同一主题的文献，不受文献中所用何种名称不同词形、拼写、单复数等限制，都会被标引到同一个规范的主题词下，主题词检索能提高文献的查准率和查全率。目前支持主题词检索途径的检索系统有中国生物医学文献服务系统（简称 SinoMed）。

2. 选择合适的工具数据库

研究者在确定检索词后面临的重要问题，就是选择合适的检索工具和数据库，目前常用的检索工具有中国知网、维普中文科技期刊全文数据库、万方数据知识服务平台等。数据库是由计算机进行处理的一定数量同类信息的有序集合。数据库类型的划分采用的标准有多种，以收入内容和功能的不同划分为以下几种类型。

1）文摘型数据库

文摘型数据库的是最常见的一种数据库。文摘型数据库提供文献的特征，如篇名、著者、文献来源（又称文献出处）、摘要、文献、收藏单位等，是查找文献线索的数据库。属于这一类数据库的，有中国生物医学文献数据库、Medline、EMBASE、Pychoinfo、Web of Science、BIOSIS Previews等。这类数据库提供题录（包括刊名、年、卷、期、页码），也可以提供文摘。

2）全文型数据库

全文数据库集文献检索和全文提供于一体。全文数据库的优点之一是免去了检索文摘数据库后还得费力去获取原文的麻烦。优点之二是多数全文数据库提供全文字段检索，这有助于全文的查全。目前的中文全文数据库有中国知网的中国学术期刊全文数据库、万方数据知识服务平台的数字化期刊、维普中文科技期刊全文数据库、Elsevier Science 电子期刊全文库、EBSSCO 电子期刊全文数据库。

3. 制定检索策略（选择检索方式、途径，构建检索表达式）

在对检索课题进行了全面、准确的分析，明确了检索目标之后，就要制定检索策略。检索策略即选择检索方式、途径，构建检索表达式，是检索成败的关键①。

1）检索方式

数据库的检索方式有多种，其中最常用的有基本检索和高级检索。

① 基本检索：基本检索是一种最简单的检索方法，数据库一般只提供一个检索框，只能输入一个词或者词组进行检索，有的数据库可以对两词或者多词进行逻辑组配检索。② 高级检索：在高级检索中，研究者可以通过点击数据库提供的限定条件，对多个检索词进行检索。数据库在高级检索方式中会提供 2 ~ 5 个检索框，每个检索框只输入一个词或者一个词组。

2）检索途径

检索途径是检索系统提供的检索入口，在数据库中通常表现为对字段的检索。常见的检索途径有以下几种。① 题名检索：利用书刊、杂志名称、文章编号进行文献查找。这是查找文献最方便的途径。② 著作途径：著作途径是按照文献上署名的作者、编译者的姓名或者机构团体名称编制的索引进行查找的一种方法。著作索引是按作者姓名顺序排列的，因而检索直接，查准率高，是一条简洁的检索途径。③ 主题词途径：是指将主题词作为检索标识来查找文献，由于主题词是一种规范化的检索语言，主题词途径能够在一定程度上提高检索效率，因而往往是课题检索的优选途径。但并非所有的检索系统都提供主题词途径，且使用主题词途径有一定的难度，需要一定的检索语言知识作为基础。④ 关键词途径：关键词途径选取关键词字段作为检索入口，关键词途径应用灵活，符合用户习惯，可作为文献数据库的一个常用检索途径。此外，还有分类途径、序号途径、引文途径等。

3）检索表达式的构建

检索表达式又称检索式、检索提问式或检索策略式。是检索策略的具体表现，检索表达式由检索词和运算符组配而成，即检索表达式等于检索词加运算符。关于检索词的确定方法已在前文阐述。下面介绍构建检索表

① 张宝泉. 文献检索的方法和步骤探讨[J]. 德州师专学报，1998（04）：60-62.

达式的最常用运算符及对应的检索技术"布尔逻辑检索"。

布尔逻辑检索是利用布尔逻辑运算符对若干个检索词进行组合，以表达检索要求的方法。布尔逻辑运算符主要有三种，即"逻辑与（and）""逻辑或（or）""逻辑非（not）"。

①"逻辑与"：符号为 and 或 "*"，表示概念之间的交叉或限定关系；例如：A and B=A*B，只有同时包含有检索词 A 和检索词 B 的文献记录才是命中文献。②"逻辑或"：符号为 or 或 "+"，表示概念之间的并列关系；例如：A or B=A+B，数据库中凡含有检索词 A 或者检索词 B 或同时含检索词 A 和 B 的记录均为命中文献。③"逻辑非"：符号为 not 或 "-"，表示概念之间的不包含关系或排斥关系；例如：A not B=A-B，数据库中包含有检索词 A 但不包含检索词 B 的文献记录才算命中文献。

4. 检索策略的调整

研究者用初步拟定的检索策略进行文献查询后，应根据检索结果进行评价，看是否满足检索需求。一般情况下，需多次修改检索策略直至查询到满意的结果为止。一般检索策略调整有两个方向，一是扩大检索范围，提高查全率；二是缩小检索范围，提高查准率；两种检索策略的调整都涉及重新选择数据库，调整检索途径，构建检索表达式。

（三）文献的整理和利用

研究者通过对文献进行检索，会得到大量的文献信息。面对检索到的大量文献，若不经合理地整理和利用，不仅会消耗大量的时间与精力，还会造成文献引证的不系统、不完整。因此，对检索到的文献进行合理的整理和利用，是科研工作中需要解决的重要问题。

1. 文献的整理

检索文献后，首先要进行文献信息的整理。

（1）文献的阅读：研究者运用文献检索的策略和方法，对相关领域的文献做全面、准确的检索后，需要对收集到的文献进行阅读，一般遵循以下原则进行阅读：

先浏览、后粗读、再精读。

先中文、后外文。

先近期、后远期。

先文摘、后原文。

先综述、后专题。

（2）文献的鉴别：研究者在广泛阅读文献的基础上，应根据信息的可靠性、针对性和先进性的原则对搜集到的文献进行鉴别和筛选。

可靠性原则：可靠性表现在文献所包含的内容的科学、精确、完整和成熟的程度上。立论依据科学、逻辑严密、研究方法严谨、技术成熟、数据准确、阐述完整、参考文献标注准确的文献具有较高的可靠性。

针对性原则：针对性是指文献涉及的内容与方法是否与研究者所感兴趣或从事的领域相关。

先进性原则：先进性是指文献内容的创新性是否在理论、技术、应用等方面具有先进性。

（3）文献的记录和管理：文献的记录管理方式有两种，一是传统方式，文献的记录和管理是在检索、筛选、阅读文献的过程中随时进行的工作，是文献积累的重要手段。传统的文献记录和管理主要通过笔记、卡片、复印等方式进行。研究者也可以根据自己的阅读习惯总结出适合自己的方法。二是文献管理软件，随着信息技术的飞速发展，为满足科研人员高效、准确、便捷地利用海量参考文献的要求，研究者开发了一系列文献管理软件，文献管理软件集文献的检索、整理、分析、利用功能于一体，有助于快速准确地处理海量文献信息。文献管理软件的主要功能有文献收集高效化、文献管理智能化、引文写作一体化、资源管理多媒体化、资源管理云共享。常用的文献管理软件主要有外国的 EndNote、Reference Manager、国内的NoteExpress 等。

2. 文献的利用

文献检索主要是为研究课题所使用，所以研究者应对整理后的文献信息进行深入分析，确定课题研究参考的框架，明确课题研究的方向，并对参考文献进行添加引用。在利用文献信息时（无论是在研究课题的申报还是撰写研究论文时），对已有文献观点、数据、研究等的引用，必须注明出处；引用以必要、适当为限，不可过量引用；引用不得改变或歪曲被引内容的原貌、原义；引用文献时，也应注意引用信息的关联度。教育部社会科学委员会于 2004 年讨论通过的《高等学校哲学社会科学研究学术规范》中，对学术引文规范作如下规定：

（1）引文应以原始文献和第一手资料为原则。凡引用他人观点、方案、资料、数据等，无论是否发表，无论纸质或电子版，均应详加注释；凡转引文献资料，应如实说明。

（2）学术论著应合理使用引文。对已有学术成果的介绍、评论、引用和注释，应力求客观、公允、准确。伪造的注释，伪造、篡改文献和数据等，均属学术不端行为。

（3）引用的文献应是最原始的出处，而不应转引他人的引用。

（四）常用的医学文献检索工具及数据库

1. 中文医学文献检索工具及数据库

（1）中国生物医学服务系统（SinoMed）。

（2）中国知网（China National Knowledge Infrastructure，CNKI）。

（3）万方数据知识服务平台（http://www.wanfangdata.com.cn）。

（4）维普期刊资源整合服务平（http://lib.cqvip.com）。

2. 英文医学文献检索工具及数据库

（1）PubMed（http://www.ncbi.nlm.nih.gov/pubmed），是国际上最权威的生物医学文献数据库之一。

（2）CINAHL（http://search.ebscohost.com/login.aspx?profile=cinahl），

护理及相关健康文献积累索引（Cumulative Index to Nursing and Allied Health Literature）是护理学领域应用得最为广泛的数据库。

（3）Journals@ovid Full Text，这是美国 Ovid 公司推出的期刊全文检索数据库。

（4）Science Direct，这是荷兰爱思唯尔出版公司在网上运行的文献信息检索系统。Science Direct 全文数据库包括期刊全文、单行本电子书、参考工具书、手册及图书系列等。

（5）Web of science（wos，曾名 Web of Knowledge）是汤森路透公司的学术信息资源整合平台。

3. 其他医学文献资源

其他护理常用医学文献资源包括学术搜索引擎和网络护理资源信息。

（五）文献著录格式

《信息与文献 参考文献著录规则》（GB/T 7714-2015）国家标准

1. 专著

主要责任者. 题名：其他题名信息[文献类型标识/文献载体标识]. 其他责任者. 版本项. 出版地：出版者，出版年：引文页码[引用日期]. 获取和访问路径. 数字对象唯一标识符.

示例：

[1] 陈永锋. 性传播疾病诊断治疗[M]. 广州：广东科技出版社，
        2001：18-20

[2] BOLOGNIA JL, JORIZZO L J, SCHAFFER J V, et al. Dermatology
        [M]. 3th ed. Philadelphia: Elsevier Mosby, 2012: 305.

2. 专著中的析出文献

析出文献主要责任者. 析出文献题名[文献类型标识/文献载体标识]. 析出文献其他责任者//专著主要责任者. 专著题名：其他题名信息. 版本项. 出版地：出版者，出版年：析出文献的页码 [引用日期]. 获取和访问路径. 数字对象唯一标识符.

示例：

[1] 周易外传：卷 5[M]//王夫之. 船山全书：第 6 册. 长沙：岳麓
书社，2011：1109.

[2] WEINSTEIN L, SWERTZ M N. Pathogenic properties of invading
microorganism [M]//SODEMAN W A, Jr, SODEMAN W A.
Pathologic physiology: mechanisms of disease. Philadelphia:
Saunders, 1974: 745-772.

3. 连续出版物

主要责任者. 题名：其他题名信息[文献类型标识/文献载体标
识]. 年，卷（期）-年，卷（期）. 出版地：出版者，出版年[引用
日期]. 获取和访问路径.数字对象唯一标识符.

示例：

[1] 中华医学会湖北分会.临床内科杂志[J]. 1984，1（1）-. 武汉：
中华医学会湖北分会，1984-.

4. 连续出版物中的析出文献

析出文献主要责任者. 析出文献题名 [文献类型标识/文献载体
标识]. 连续出版物题名：其他题名信息，年，卷（期）：页码[引用
日期]. 获取和访问路径.数字对象唯一标识符.

示例：

[1] 张娇，薛汝增，陈永锋. 获得性大泡性表皮松解症[J]. 皮肤性
病诊疗学杂志，2016，23（4）：219-220.

[2] KANAMORI H. Shaking without quaking[J].Science, 1998, 279
(5359): 2063.

5. 专利文献

专利申请者或所有者.专利题名：专利号[文献类型标识/文献载
体标识]. 公告日期或公开日期[引用日期]. 获取和访问路径. 数字

对象唯一标识符.

示例：

[1] 邓一刚. 全智能节电器：200610171314.3[P].2006-12-13

6. 电子资源

主要责任者. 题名：其他题名信息[文献类型标识/文献载体标识]. 出版地：出版者. 出版年：引文页码（更新或修改日期）[引用日期]. 获取和访问路径. 数字对象唯一标识符.

示例：

[1] 中国互联网络信息中心. 第 29 次中国互联网络发展现状统计报告[R/OL].（2012-01-16）[2013-03-26].http: //www.cnnic.net. cn/hlwfzyi/hlwxzbg/201201/P020120709345264469680.pdf.

五、实践示例

撰写综述——汶川地震亲历者心理应激状况的研究进展，如何采用检索步骤检索出相关文献？

1. 分析研究课题，确定检索词

检索词：汶川地震；"5·12"地震；创伤后心理应激障碍（PTSD）。

2. 选择研究工具

检索工具：CNKI/维普/万方。

3. 制定检索策略

检索方式：高级检索。

检索途径：

外部特征：期刊名称——检索标识：中华护理杂志。

内容特征：主题词、关键词。主题词：汶川地震、"5·12"地震、创伤后心理应激障碍、PTSD。

检索表达式的构建

汶川地震+PTSD；5·12地震+PTSD；汶川地震+创伤后心理应

激障碍；5·12 地震+创伤后心理应激障碍；重大应激事件+PTSD。

4. 检索

5. 检索策略的调整

缩小检索范围：《中华护理杂志》；时间：近三年。

扩大检索范围：汶川地震扩大到地震。

六、学生作业示例

示例 1

题目：空巢老人的心理问题及影响因素的研究进展

参考文献：

[1] 谭建刚，杨涛，曹承建，等. 杭州市空巢老人抑郁现状及其影响因素研究[J]. 中国卫生统计，2021，38（4）：593-596.

[2] 曹文静，吴家俊，曾能娟，等. 湖南省贫困县慢性病空巢老人焦虑抑郁情绪与生活质量的相关性研究[J]. 护理研究，2020，34（5）：784-788.

[3] 郝冉，董环，宋园园，等. 人格理论视角下社区老年人生活质量相关因素的模型构建与分析[J]. 中国全科医学，2019，22（29）：3627-3633.

[4] 张晓茹. 社区空巢老人抑郁现状调查及影响因素分析[J]. 中国社区医师，2020，36（18）：182-183.

[5] 张晓茹，郭春蕾，温彤，等. 社区空巢老人抑郁干预方案效果分析[J]. 世界最新医学信息文摘，2020，20（64）：89-90.

[6] 王正国，金玉旭，胡倩倩. 社区综合团队干预对慢性病空巢老人生活质量的影响[J]. 现代医药卫生，2019，35（8）：1212-1215.

[7] 郭天笑，孙国庆. 空巢老人心理健康状况及其相关影响因素研究进展[J]. 中西医结合心血管病电子杂志，2018，6（36）：11，14.

[8] 丁颖，闫成锐，马晓丽，等. 社区空巢老人焦虑抑郁现状及影响因素分析[J]. 安徽医学，2019，40（8）：947-950.

[9] SUNDERLAND, MATTHEW, ANDERSON, TRACY M., ACHDEV, PERMINDER S., et al. Lifetime and current prevalence of common DSM-IV mental disorders, their demographic correlates, and association with service utilisation and disability in older Australian adults[J]. The Australian and New Zealand journal of psychiatry, 2015,49 (2): 145155.[问题1：英文未使用新罗马字体；问题2：标点符号不是英文状态下的]

[10] 贾利利，安颖，罗桂华. 基于不同测算方法分析陕西农村空巢老人生命质量及影响因素[J]. 中国老年学杂志，2019，39（4）：944-947.

[11] 郭米英. 叙事治疗模式介入社区空巢失能老人抑郁情绪的研究——基于深圳市 D 社区 L 的个案服务[D]. 武汉：华中科技大学，2019[问题：句末没有标点]

[12] 胡浩. 城市空巢老人抑郁情绪的个案工作干预研究——以南昌 A 社区李奶奶为例[D]. 南昌：江西财经大学，2019.

[13] 杨丽莹. 城市空巢老人继续社会化的问题研究——以 H 市 L 社区为例[D]. 合肥：安徽大学，2019.

[14] 张持晨，李咪咪，赵慧宁，等. 空巢老人焦虑状况及影响因素的 logistic 回归与决策树分析[J]. 中国心理卫生杂志，2019，33（8）：598-600.

[15] 张少波，孔艳玲. 社区空巢老人领悟社会支持和心理韧性及自尊状况调查及其关系分析[J]. 中国全科医学，2019，22（5）：575-580.

[16] 谢颖，赵庆华，肖明朝，等. 社区老年人孤独感、社会隔离现状及影响因素分析[J]. 护士进修杂志，2021，36（9）：769-774.

[17] Zhang C, Zhu R, Lu J, Xue.Health promoting lifestyles and influencing factors among empty nesters and non-empty nesters in Taiyuan, China: a cross-sectional study. Health Qual Life Outcomes. 2018 May 25; 16(1):103..[问题：英文未使用新罗马字体]

[18] 曹禹，颜子豪，陈梓明，等. 基于 ERG 理论的澳门老年人孤独感研究——以澳门 R 长者中心为例[J]. 老龄科学研究，2021，9（6）：65-77.

[19] Gong F, Zhao D, Zhao Y.The factors associated with geriatric depression in rural China: stratified by household structure. Psychol Health Med. 2018 Jun; 23(5): 593-603.[问题：英文未使用新罗马字体]

[20] Lu J, Zhang C, Xue Y. Moderating effect of social support on depression and health promoting lifestyle for Chinese empty nesters: A cross-sectional study. J Affect Disord. 2019 Sep 1; 256:495-508.[问题:英文未使用新罗马字体]

[21] Yao Y, Ding G, Wang L, Jin Y.Risk Factors for Depression in Empty Nesters: A Cross-Sectional Study in a Coastal City of Zhejiang Province and China. Int J Environ Res Public Health. 2019 Oct 24; 16 (21): 4106.[问题:英文未使用新罗马字体]

教师评分：93 分

1. 题目（20 分）：符合综述题目，20 分

2. 著录文献格式（80 分）：73 分

类 型	序 号	扣分
有一处错误	11、17、19、20、21	-5
有两处错误	9	-2
有三处错误		

右上角：续表

有四处错误		
有无英文文章		
其他：全文序号与文献未空格（扣 10 分）		
其他：全文第二行对齐为缩进（扣 10 分）		

示例 2（满分作业示例）
题目：中小学生近视状况及干预措施的研究进展

参考文献：

[1] 陈鸿雁，廖娅. 新冠肺炎疫情前后宿迁市小学生筛查性近视率比较[J]. 中国学校卫生，2021，42（10）：1571-1574.

[2] 安娜，卢网珍. 南通市儿童青少年近视现状调查[J]. 中国校医，2021，35（01）：2，81，26.

[3] 杜雪莹，姜轶. 广州市小学生近视及影响因素研究[J]. 中国学校卫生，2020，41（08）：1261-1263.

[4] 张一，石亚锋. 浙江省余姚市中小学生近视流行现况分析[J]. 疾病监测，2021，36（12）：4.

[5] 杨平娥，周谨训. 上杭县 2019 年学生近视流行状况[J]. 海峡预防医学杂志，2021，27（01）：36-37.

[6] 徐雨辰. 网课火热催生家长对孩子的视力担忧，究竟哪种"屏"更舒适不伤眼？[J]. 家用电器，2020，522（4）：60-61.

[7] 朱然，梁舒. 视频终端视疲劳综合征的治疗进展[J/CD]. 中华临床医师杂志（电子版），2019，13（9）：702-706.

[8] 李红飞，莫健. 中国青少年近视情况及影响因素分析[J]. 现代预防医学，2021，48（14）：2552-2557.

[9] 林瑶瑶. 近距离工作与青少年近视发生和发展的关系[J]. 中华实验眼科杂志，2021，39（06）：563-567.

[10] 黄坤，李秀红. 青少年近视的影响因素研究进展[J]. 预防医学，2020，32（06）：578-582.

[11] 韦余霞，薛峰. 青少年眼视力养护现状分析[J]. 广西质量监督导报，2020（01）：37.

[12] 苑书怡，张姝贤，江洋琳，等. 关于青少年近视防控的研究及措施[J]. 中国处方药，2019，17（08）：29-30.

[13] 曾婕，周亮，陈剑宇等. 2018 年四川省中小学生近视现况调查[J]. 职业卫生与病伤，2021，36（05）：296-300.

[14] 董超. 中小学生视力筛查每学年不少于 2 次[N]. 保健时报，2021-10-14（002）.

[15] 张曼玉. 高中生近视率超八成儿童青少年近视怎么防[N]. 中国青年报，2021-09-28（008）.

[16] 任志妹. 江西省儿童青少年筛查性近视流行现状及空间分布情况分析[D]. 南昌：南昌大学，2021.

[17] 王炳南. 身体活动、户外时间、近距离用眼对儿童青少年近视影响的研究[D]. 上海：上海体育学院，2021.

[18] 谈飞洋. 三四五年级近视高发期[N]. 佛山日报，2021-09-08（A05）.

[19] 陈宇靖，陈亚军，桂垦环，等. 广州市小学生静态行为与视力关系的队列研究[J]. 中国学校卫生，2021，42（08）：1144-1147.

[20] MUTTI D O, JORDAN L A, ZADNIK K. Predicting the onset of myopia in children: results from the CLEERE study.[J]. BMC ophthalmology, 2021, 21(1): 279-279.

[21] ASLAN F, SAHINOGLUKESKEK N. The effect of home education on myopia progression in children during the COVID-19 pandemic.[J]. Eye (London, England), 2021, 188

七、实践作业

检索 20 篇自己研究课题的资料并按格式著录（近三年且至少两篇英文文献）。

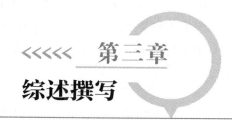

第三章

综述撰写

第一课时

一、教学要求

（1）熟记综述撰写的基本知识。

（2）掌握综述提纲的写作方法。

二、教学重点

拟定综述提纲。

三、教学难点

以科研选题为依据，拟定综述提纲。

四、理论知识

（一）护理研究论文的类型及特点

护理论文按论文体裁可分为研究论文（论著）、文献综述，案例报告，新技术、新方法类论文等类型；按论文写作目的可分为学术论文和学位论文。

1. 研究论文

研究论文又称科研论文，多为论著。其特点是研究者在科学研究的基础上，运用归纳、综合、判断和推理思维方法，以直接论证的方法对前人积累的和自己在研究中观察到的研究资料进行整理、分析而撰写的文章，如《老年期痴呆病人创造性故事疗法本土化的应用研究》等。

2. 文献综述

文献综述是作者从一个学术侧面围绕某个问题收集一定的文献资料，对各种资料进行整理对照、综合归纳、分析提炼而撰写的文章，特点是文章是具有概述性、评述性的专题学术论文，如《冥想对防治老年人认知功能障碍的研究进展》《ICU 后综合征的干预研究现状》等。

3. 案例报告

案例报告内容可包括临床病例分析、病例报告（个案报告）以及案例系列报告等。案例报告可为深入研究某些问题提供资料。其特点是信息真实可靠，有利用价值，如疾病的首次发现、症状和病人反应的首次报道，只要资料翔实，便可进行交流。

4. 新技术、新方法类论文

新技术、新方法类论文指关于技术方法上的创造性或重大改进的报道，或关于新技术的应用及操作步骤的论文，同案例报告类大同小异，需要数据、信息真实可靠，可为临床护理操作提供参考，如《昏迷病人体位支架的研制与应用》《新型电磁输液报警器的设计制作》等。

5. 学术论文

学术论文是某一学术课题在实验性、理论性或预测性上具有的新的科学研究成果或创新见解和知识的科学记录，或是某种已知原理应用于实际中并取得新进展的科学总结，可在学术会议上宣读、交流、讨论或在学术刊物上发表，或用作其他用途的书面文件。其特点是具有权威性及可参考性、创新性等。

6. 学位论文

学位论文是为了申请授予相应的学位资格而撰写的论文，作为考核及评审的文件，用以表明作者从事科研取得的成果和独立从事科研工作的能力。根据《中华人民共和国学位条例》的规定，学位论文一般包括学士论文、硕士论文和博士论文。其具有创新性、可应用性以及学术性、科学性等，是各专业本科及以上学历学生是否能合格毕业的评审条件之一。

（二）综述的概念及特点

1. 综述的概念

综述是指围绕某一专题收集、查阅大量的近年的文献资料，并对其进行整理、归纳、分析、整合后所撰写而成的综合性学术论文。

2. 撰写综述的特点

① 间接性：综述是概括地回顾、整理已发表的原始文献，即以他人的研究结果为素材，不需要研究者本人进行实地研究；② 评价性：综述不是简单地堆砌和罗列一次文献中的材料，而是基于自己的学识对相关内容进行分析和评价，作者的见解和观点透过相关内容的叙述得以体现；③ 系统性：综述是围绕某一问题进行系统、全面的阐述，篇幅较原始研究论文要长。

（三）撰写综述的步骤

1. 选题

（1）护理领域综述的选题范围包括护理基础理论、临床护理、护理技术操作、护理管理、护理教育、社区护理等方面。

（2）选题原则包括明确综述目的、力求立题创新、善用自己所长。

2. 收集文献

（1）中英文文献都应检索，遵循十六字原则，即"先综后单、先近后远、先中后外、先专后泛"，即按"先看综述文献后看单篇文献，先看近期文献后看远期文献，先看中文文献后看外文文献，先看专业文献后看相关文献"的方法来收集与阅读文献。

（2）收集文献时应注重文献发表时间，尤其是强调"新进展"时应选取近2～3年内的新文献，也应根据综述的时限要求选取文献。

（3）检索文献过程中应及时做好标记与摘录，摘录内容主要包括：作者、题目、刊名、年、卷、期、起止页、研究目的、研究方法、主要结果和结论。

3. 阅读文献

（1）文献阅读是综述写作的基础工作，大量阅读后脑子里才能有"东西"可写，能更全面地了解某一护理问题。

（2）阅读分精读和泛读，在广泛阅读的基础上，还应该对有创新性、权威性，高质量的文献进行精读、反复阅读；特别注意应写好读书笔记，以便为综述的写作做好资料准备。

4. 整理资料、拟定提纲

（1）在确定选题、收集资料、阅读文献后，应对文献进行综合分析，归纳整理出综述写作思路。提纲的重点是确定前言的内容和正文的各级标题，它要求紧扣主题、层次分明、提纲挈领，并把摘录文献的编号分别置于相应标题之下。

（2）在拟定提纲时，应明确综述的每部分的标题和内容，如引言部分的概要，中心部分的主要内容及小标题，小结的内容和结尾。大体设计出综述的框架，以保证在写作之前做到心中有数。

5. 成文与修改

（1）按照提纲扩展，紧扣选题完成综述后进行润色修改。

（2）可联系相关导师进行阅读指导并提出合理建议。

（3）修改综述时应注意引用文献的位置做好标记，以免错乱而导致引用内容与索引文献不匹配。

（四）综述的写作格式与内容

护理综述论文的写作格式与其他医学文献综述论文的格式一样，分为题目、作者署名和单位、摘要、关键词和正文等五大部分，其中正文部分又包括：前言（引言）部分、主体部分、小结（总结）部分、参考文献部分。

1. 题目

（1）综述的题目主要由综述涉及的对象及说明构成，如"癌因性疲乏的护理研究进展"中的"癌因性疲乏的护理"是综述的对象，"研究进展"是说明语。

（2）论文多以"×××的研究进展""×××最新进展""×××新进展"为题，导致题目缺乏新意，应以"×××近况""×××因素分析""×××应用"等更贴切的说明语作为题目。

2. 摘要

（1）综述的摘要属于指示性摘要，一般仅概括论文的主题，而不涉及具体的数据和结论，无需参考文献，字数一般在 200 字以内。

（2）摘要要能反映论文主题思想，不能过于简单，使读者难以获得全文纲要性的信息，应围绕"背景""现状""怎么做"开展话题。

3. 前言

（1）前言是综述写作的开始，具有概括和点题的作用，字数一般在300~500 字。

（2）阐述相关护理问题的概念以及目前相关护理问题的现状、存在的问题和未来趋势提出论文立题的依据和综述目的，可包括"背景""概念""意义""现状"内容简明扼要，不可赘述。

4. 主体部分

（1）中心部分的常用写作方法是通过提出问题、分析问题和解决问题的过程，叙述各家的观点，尤其是不同的观点（也可以适当结合作者自己的观点），从不同的角度叙述本专题的历史背景、现状、存在的问题、解决问题的方法及发展方向。

（2）中心部分的框架一般是按照所拟定的写作提纲进行的，可以由几部分组成，每部分又可以有小标题。

（3）注意综述逻辑性、综合性、评述性；其中涉及的概念、观点、数据均需进行准确的文献索引。

5. 小结

（1）小结部分应是概括性地总结综述主体部分提出的各种观点、研究结果、结论，并加以比较，从而指出未来的发展趋势，无需索引文献，字数 150 字左右。

（2）应与前言部分相呼应，即对前言部分提出的问题应给予一个较明确的答案。

（3）小结用词要恰如其分，留有余地。

6. 参考文献

（1）参考文献的质量和数量可反映综述的质量。

（2）参考文献应方便读者查阅，作者完成初稿后应反复修改和补充，保证格式正确，索引正确，符号、用语正确。

（3）撰写综述过程中应按照介绍文献的顺序将注码标注好，避免文献不能对应正确的引用文段。

（4）综述类参考文献相对较多，国内期刊一般要求列出主要参考文献 20 ~ 30 篇。

（五）拟定综述提纲

> 题目：汶川地震亲历者心理应激状况的研究进展
> 前言：
> 　　介绍汶川地震的背景和影响，创伤后应激障碍（PTSD）的概念和影响，继而引出本综述的立题依据和目的。

正文：

1. 汶川地震的背景

2. 创伤后应激障碍的概念及危害

3. 影响汶川地震亲历者创伤后应激障碍的危险因素

    3.1 女性

    3.2 有曾被掩埋经历

    3.3 亲人丧失

    3.4 财产损失重

    3.5 居住在乡镇

    3.6 中年年龄段

    3.7 个人感受到的社会支持偏低

4. 汶川地震亲历者心理应激状况现状

5. 国内外对地震亲历者创伤后应激障碍的治疗进展

    5.1 国外的干预模式与体系

    5.2 国内的干预重点与措施

小结：

强调汶川地震后亲历者创伤后应激障碍的现状；概述国内外对于创伤后应激障碍的干预措施；与国外相比，我国存在的不足；指出我国今后创伤后应激障碍干预措施的方向。

五、学生作业示例

作业：根据小组选题拟定综述大纲。

题目：居家老年人安全问题及影响因素的研究进展

前言：

介绍居家老年人发生安全问题的现状和影响、危险因素的概念及分类，继而引出本综述的立题依据和目的。

正文：

1. 居家老年人安全问题的现状和影响

2. 危险因素的概念及分类

　　2.1　物理因素

　　2.2　个人因素

　　2.3　活动因素

3. 干预措施

　　3.1　评估危险因素

　　3.2　创造舒适安全的环境

　　3.3　联合家人进行安全教育

小结：

　　强调居家老年人的安全问题；概述国内对居家老年人的安全干预措施及影响因素；提出解决居家老年人安全问题的方法；指出今后居家老年人安全问题干预措施的方向。

六、实践作业

以小组为单位，根据小组选题拟定综述提纲。

第二课时

一、教学要求

（1）掌握综述的概念。

（2）掌握综述的格式。

（3）掌握综述各部分的写作方法。

二、教学重点

综述的概念、格式以及写作方法。

三、教学难点

综述各部分的写作方法。

四、实践示例

题目：汶川地震亲历者心理应激状况的研究进展

写作技巧：题目分为 2～3 部分：研究对象、结果变量、干预措施，25 字左右。

摘要：（写作技巧：概括全文，无参考文献，200 字左右。）

2008 年 5 月 12 日，四川汶川发生了里氏 8.0 级特大地震，其突发性强，破坏性大，几乎能使每个亲历者都产生弥漫性的痛苦，并产生一系列的情绪、认知、生理、行为方面的应激反应。如果这些人不能得到及时有效的心理危机干预，这种应激反应就可能转变成创伤后应激障碍，给亲历者带来不可磨灭的痛苦，甚至影响其一生。了解汶川震后灾区亲历者心理应激状况，对比国内外对于创伤后应激障碍的干预方式，吸收国内外先进的理论和经验，进一步有针对性地、及时有效地加强对地震亲历者的心理干预，对这些亲历者灾后重建和身心健康都具有重大意义。

关键词　汶川地震；心理应激；创伤性心理应激障碍

前言：（写作技巧：背景、概念、意义、引出全文，300～500 字左右。）

汶川 8.0 级特大地震是一次巨大的自然灾害，引起了社会的紧张。灾难不但给亲历者在物质上造成了巨大的损失，在心理上也给他们造成了极大的创伤。许多研究证实了地震亲历者心理问题的存在，其中，最受大家关注的心理问题是创伤后应激障碍。创伤后应激障碍（post-traumatic stress disorder，PTSD）是突发威胁性或灾难性事件所致的延迟出现且长期存在的一组精神障碍，以再度体验创伤、回避行为和警觉性增高等为表现[1]。相关研究证实，PTSD 患者如果不能得到及时的心理干预，就会转化成为慢性心理问题甚至心理疾病，给患者留下永远无法弥补的创伤[2]。因此，对地震亲历者的心理应激状况调查是十分必要的。本文对汶川地震亲历者心理应激状况的研究进展进行综述，为改善地震亲历者心理应激状况提供信息。

中心部分：（写作技巧：观点、文献支持、原因分析）

1. 汶川地震的背景

2008 年 5 月 12 日 14 时 28 分，中国四川发生里氏 8.0 级特大地震，最大烈度达到 11 度，震后余震频繁，破坏力强，救援难度大。地震波及大半个中国，四川、贵州、山西、云南、重庆、湖北、甘肃、陕西 8 个省市受灾，其中四川汶川、北川、青川等地受灾尤其严重。据国务院抗震救灾指挥部信息，地震造成上万人死亡、失踪以及几十万人受伤，重灾区 80%～90% 的房屋倒塌，500 余万人无家可归。[3]地震还导致了众多次生灾害，如崩塌、泥石流、滑坡、堰塞湖等。[3-4]不仅给灾区人民造成了巨大的经济损失和人员伤亡，也给其身心状况造成了严重影响。[5]因此灾后心理干预得到了精神卫生界和政府的高度重视。

2. 创伤后应激障碍的概念及危害

地震这一突发事件是难以承受的，对于亲历者而言，自身生命财产受到严重威胁，对地震的恐惧、身体的伤残及失去亲人与家园的悲伤便成为一种刺激强度非常大的应激源，导致急性应激障碍，表现为突出的焦虑、抑郁、回避、人格改变，甚至出现自杀倾向[6]。该障碍出现于创伤事件后 4 周以内，障碍持续至少 2 日，至多 4 周，若超过 4 周则考虑诊断为 PTSD，长期存在痛苦，难以矫治[7]。

创伤后应激障碍（post-traumatic stress disorder，PTSD）是地震等急剧异乎寻常的创伤性事件后常见而严重的精神障碍，以反复发生的闯入性创伤情景再现、持续的警觉性增高及对创伤相关情境的主动回避等为特征，多在灾后数天、数周内发病，约 1/3 终生不愈[7]。PTSD 不仅给患者带来巨大的心理痛苦和显著的社会功能损害，甚至会造成精神残疾，PTSD 患者的自杀率是一般人群的 6 倍，其发病率高，以抑郁症、焦虑症、恐惧症等情绪障碍及物质滥用等为常见。[8]PTSD 是常见的应激相关障碍，而早期识别和及时干预可明显降低其发病率和严重程度。[9]

3. 影响汶川地震亲历者创伤后应激障碍的危险因素

地震发生后，相关专家学者都非常关注地震亲历者的心理应激状况，并获得了一系列有价值的调查资料。相关研究调查显示，女性、有曾被掩埋经历、亲人丧失、财产损失重（>10 000 元）、居住在乡镇、中年年龄段、个人感受到的社会支持偏低是 PTSD 发生的危险因素。

3.1 女性

王培席等研究证实，女性是 PTSD 发生的危险因素[10]。有研究提示，灾害事故后女性最终患上 PTSD 的可能性是男性的 2 倍左右[11]。这可能与地震后女性更容易产生焦虑、恐惧等情绪反应，且对未来预期差于男性有关。另外，目前对灾害事故中两性间心理问题行为差异的解释认为，可能与两性间对灾难事故的记忆编码形式不同，以及两性间认知图示的差异有关，在灾害事故中女性表现出更强的恐怖记忆编码及更为明显的负性认知观点[12]。

3.2 有被掩埋经历

刘婉婷等研究证实，有被掩埋经历是 PTSD 发生的危险因素[13]。亲历者被地震废墟掩埋一段时间后获救，那么今后任何时候只要他看到、听到有地震发生，又或者是再处于狭小的、黑暗的空间里的时候，他在废墟里的"印记"就可能被唤醒，从而更易患上 PTSD。

3.3　亲人丧失

赵高锋等研究证实，亲人丧失是 PTSD 发生的危险因素[14]。一方面可能由于家庭成员中一旦有人遭遇意外，则家庭的其他成员所面临的社会压力和心理负担将加重；另一方面可能因为亲属的死亡会使地震亲历者产生更多的负性情绪，从而患上 PTSD 的概率也会增加。

3.4　财产损失重

张利萍等研究证实，财产损失重（>10 000 元）是 PTSD 发生的危险因素[15]。可能与受灾程度重导致的经济压力大有关。地震灾难的突然降临使亲历者经济受到严重损失甚至一无所有，在灾后如何维持今后家人的生活，如何恢复以前的稳定生活成为其重要问题，因而更易患上 PTSD。

3.5　居住在乡镇

高雪屏等研究证实，居住在乡镇是 PTSD 发生的危险因素[16]。可能与农民经济压力大有关。一方面，本次地震以乡镇区域最为严重，农村房屋倒塌严重，许多农民的家禽牲畜都死于地震中；另一方面，地震还诱发了许多次生灾害，如崩塌、滑坡、泥石流等，这些都对农作物有很大的影响，进而使得农民收入减少，患上 PTSD 的概率增加。

3.6　中年年龄段

张宁等研究证实，中年年龄段是 PTSD 发生的危险因素[17]。可能与地震导致沉重的经济负担和生活压力有关，处于这一年龄段的他们承担更多的家庭责任和社会责任，既要赡养父母又要抚养子女，且有的在地震中丧失子女，这些忧虑和痛苦也多于家庭其他成员，因而更有可能导致他们患上 PTSD。

3.7　个人感受到社会支持偏低

赵高锋等研究证实，个人感受到的社会支持偏低是 PTSD 发生的危险因素[14]。一方面，可能与未能得到他人的尊重、支持和理解有关；另一方面，可能与亲历者将所有的希望都寄托于社会支持，而震后给予的社会支持未能满足亲历者的理想期望有关。

4. 汶川地震亲历者心理应激状况不容乐观

地震发生后，亲历者心理应激状况受到许多专家学者的关注，人们做了一系列调查研究。结果显示，汶川地震灾后一个月内重灾区 PTSD 的发生率为 45.9%[18]，40 天内重灾区 PTSD 的发生率为 51.4%[13]，四个月内重灾区 PTSD 的发生率为 18.5%[19]，六个月内重灾区 PTSD 的发生率为 15.9%[20]，九个月内重灾区 PTSD 的发生率为 27.3%[21]，一年内重灾区 PTSD 的发生率为 6%[22]，二年内重灾区 PTSD 的发生率为 12.4%[15]，三年内重灾区 PTSD 的发生率为 11.2%[10]。从调查结果来看，随着时间的推移，PTSD 的发生率虽有所下降，但并没有完全消除。同时，据收集到的资料显示，汶川地震 1 年后对亲历者的心理应激状况调查文献很少，而 4 年后的文献几乎没有。

5. 国内外对地震亲历者创伤后应激障碍的治疗进展

地震给灾区人民带来了极大的心理障碍，这也引起了国内外许多专家学者的关注，并针对其心理应激障碍问题提出了一系列的心理干预措施。

5.1 国外的干预模式与体系

在国外，干预模式有如下几个特征：一是将干预过程划分为不同的阶段，针对不同阶段的特点采取不同的策略与措施；二是将不同的干预模式、支持资源加以整合；三是针对不同应激情境及人群作深度拓展，发挥干预的特异性效果。[23]其对于创伤后应激障碍的干预体系是一个循环的系统，包括事前的预防：设置机构、心理卫生知识的普及以及相关心理干预人员的培训等；事中的干预：短期和长期的心理救助；以及事后对有关机制的修正：总结经验教训，对有关的机制和法律法规进行修正和完善。[24]

5.2 国内的干预重点与措施

在国内，由于女性、有被掩埋经历、亲人丧失、财产损失重、居住在乡镇、中年年龄段、个人感受到的社会支持偏低是 PTSD 发生的危险因素，因此，针对这些人群应进行重点心理危机的干预。我国对于创伤后应激障碍的干预措施有：

（写作技巧：个人观点、具体做法）

5.2.1 早期评估和诊断

通过询问相关人员收集一手资料，确定引发 PTSD 的危险因素。评估亲历者心理、生理、社会行为、应激源、应对能力和创伤程度等方面的内容，收集患者以往的应对方式、性格特征，有助于选择针对性的干预方案。[25]

5.2.2 加强社会和家庭的支持

主动帮助亲历者联系家人，让亲历者明白自己可以得到外界帮助，有人关心他／她，为亲历者提供情感支持和安全感。有研究证实，在灾后心理卫生服务中，通过个别、集体心理干预以及社区建设加强对高危个体的社会支持，可以降低 PTSD 的发生率。[14]

5.2.3 保持与亲历者的密切接触，建立沟通关系

安排志愿者、有经验的社会工作者及精神科医生倾听他们的陈述，鼓励他们宣泄心中的恐惧和痛苦，给予他们积极的暗示，帮助其纠正错误认知，引导其采用有效的应对方法和技巧。[26]

5.2.4 提供一定的物质援助

为他们提供食品、药物、医疗服务等生存必需的保障，努力帮助其解决一些实际问题，比如供给衣服、提供住宿地、帮助灾后重建等。帮助他们重新树立起开始新生活的信心以及面对困难的勇气。[27]

5.2.5 药物治疗

药物治疗是心理干预的辅助方法，目前主要使用选择性 5-羟色胺再摄取抑制剂类抗抑郁药物，它具有缓解抑郁和焦虑症状，改善

睡眠质量，减少回避症状的功效[27]。由于躯体症状会影响到个体的情绪变化，因此应针对个体的躯体症状也要及时给予药物对症治疗。[28]

5.2.6 心理康复治疗

为降低与记忆事件有关的痛苦水平，减少生理反应及减轻PTSD症状，经常需要应用一些特殊技术。相关研究已经证实了一些技术的有效性，如：①认知疗法：帮助病人提高他们的思想和信念的认知，并通过对认知的改变，用合理的理念替代消极因素[29]。②暴露疗法：帮助病人面对痛苦的感受和记忆，控制情绪，理性处事，正视现实，最大限度消除不合理理念[30]。③团体治疗：应用心理辅导技术和集体活动，扩大病人交往圈，充实其内心世界，从而顺利度过心理危机期[31]。④快速动眼疗法：简称EMDR，是指"眼动脱敏与再加工治疗"。该心理治疗方法遵循信息处理、认知行为治疗的主要原则。目标为解除大脑的锁定状态，导入正向的积极信念，消除负性认知。该疗法是以PTSD患者为主要对象的一种疗法，通过激活创伤记忆的全部组成部分，并进行新陈代谢处理，即对视觉记忆重现和惊跳反应进行治疗，促进心理创伤的痊愈。[32]

小结：（写作技巧：与前言相呼应，指明空白之处和发展趋势，无参考文献，150字左右。）

综上所述，汶川地震使得亲历者出现了一系列较严重的心理问题，尤其是PTSD。目前，国内外对PTSD尚无特效治疗方法，而根据PTSD的危险因素制定一系列的干预措施，可以减少PTSD的发生和危害，有利于亲历者的心理健康。与国外相比，我国的灾难心理干预大多是在出现问题后被动干预的，而主动干预的较少，灾后持续心理干预措施也不完善。我们应吸取先进国家的经验和理论，加强心理干预人员专业队伍和机构的建设，有针对性地持续地给予PTSD患者心理干预，建立心理创伤干预工作的长效机制。

参考文献：

[1] 张伯源. 变态心理学：第 1 版[M]. 北京：北京大学出版社，2006：163-166.

[2] 胡俏，邵日新，李兴周. 288 名汶川地震灾民心理应激性病理反应的危险因素调查[J]. 健康研究，2009，29（3）：195-198.

[3] 崔鹏，韦方强，陈晓清，等. 汶川地震次生山地灾害及其减灾对策[J]. 中国科学院院刊，2008，23（4）：317-323.

[4] 崔鹏，韦方强，何思明，等. 5·12 汶川地震诱发的山地灾害及减灾措施[J]. 山地学报，2008，26（3）：280-282.

[5] 张利萍，王培席，李艳芳. "5·12"特大地震灾民居住板房两年心理应激状况调查[J]. 中华疾病控制杂志.2012，16（8）：674-677.

[6] Kroenke K, Spitzer RL, Williams JB, et al. the patient health questionnaire somatic anxiety, and depressive symptom scales: a systematic review. Gen Hosp Psychiatry, 2010, 32(40):345-59.

[7] 孙丽艳，李笑富，白鹰，等.汶川地震后 6 个月安县受灾群众创伤后应激障碍（PTSD）的发生率及相关因素的分析[J]. 医学理论与实践，2011，24（20）：2412-2415.

[8] JORDAN N N, HOGE C W, TOBLER S K, et al. Mental health impact of 9/11 Pentagon attack: validation of a rapid assessment tool [J]. Am J Prev Med, 2004, 26(4):284-293.

[9] MCNALLY R J, BRYANT R A, EHLERS A. Does early psychological intervention promote recovery from posttraumatic stress [J]. Psych Science public Interest, 2003, 4(2):45-79.

[10] 王培席，张利萍，李彦芳. "5·12"地震三年后北川县地震亲历者心理应激水平评估[J]. 卫生研究，2013，42（1）：95-98.

[11] FROM E B, STREET G P. Women and traumatic events [J]. J Clin

Psychiatry, 2001, 62(17):29-34.

[12] CATHERINE A S, DONALD K. A cognitive model to explain Gender differences in rate of PTSD diagnosis. Brief Treatment Crisis Intervention, 2005, 5(12):290-299.

[13] 刘婉婷, 况利, 陈建梅, 等. 地震伤员 PTSD 及其影响因素的研究[J]. 重庆医科大学学报, 2009, 34 (12): 1719-1722.

[14] 赵高锋, 杨彦春, 张强, 等. 汶川地震极重灾区社区居民创伤后应激障碍发生率及影响因素[J]. 中国心理卫生杂志, 2009, 23 (7): 478-483.

[15] 张利萍, 王培席, 李彦芳, 等. 汶川地震 3 年后地震亲历者心理应激状况评估[J]. 中华预防医学杂志, 2011, 46(8): 708-712.

[16] 高雪屏, 罗兴伟. 汶川地震后 1 月内脱离/未脱离震区的亲历者 PTSD 筛查阳性的发生及心理影响因素[J]. 中南大学学报, 2009, 34 (6): 504-509.

[17] 张宁, 张雨青, 吴坎坎, 等. 汶川地震幸存者的创伤后应激障碍及其影响因素[J]. 中国临床心理学杂志, 2010, 18(1): 69-72.

[18] 罗兴伟, 高雪屏, 蔡太生, 等. 汶川地震亲历者心理健康状况调查[J]. 中国临床心理学杂志, 2008, 16 (6): 571-573.

[19] 崔利军, 栗克清, 韩彦超, 等. 汶川地震后四个月平武县部分灾民的精神健康状况[J]. 中国全科医学, 2010, 13(7): 778-780.

[20] 范方, 柳武妹. 震后 6 个月都江堰地区青少年心理问题及影响因素[J]. 中国临床心理学杂志, 2010, 18 (1): 56-59.

[21] 马宁, 何鸣, 梁光明. 震后 9 个月部分受灾群众精神痛苦现况调查[J]. 中国心理卫生杂志, 2010, 24 (7): 509-514.

[22] 袁茵, 杨德华, 毛文君, 等. 汶川地震灾后半年及 1 年都江堰安置点 432 例群众心理状况对照研究[J]. 中国健康心理学杂志, 2010, 18 (7): 831-833.

[23] 童辉杰. 关于严重突发事件危机干预的研究评述[J]. 心理科学
    进展，2003，11（4）：382-386.

[24] 扶长青. 国外创伤后应激障碍干预模式及启示[J]. 中小学心理
    健康教育，2008，（17）：10-12.

[25] 李凌江. 精神科护理学：第2版[M]. 北京：人民卫生出版社，
    2006：162.

[26] 许婧，王宁. 试论地震灾害的心理危机干预[J]. 宝鸡文理理学
    院学报，2011，31（2）：125-128.

[27] 李永旺，杨天德. 地震与创伤后应激障碍[J]. 中国医药指南，
    2008，6（10）：1-3.

[28] 罗震雷，杨淑霞. 震灾后不同群体的心理应激与危机干预[J].
    中国西部科技，2008，7（26）：66-67.

[29] 邢钰圆. 震后应激障碍的认知行为治疗研究[D]. 宁波：宁波大
    学，2012.

[30] 何树德. 暴露疗法对灾区大学生创伤后应激障碍及并发症的疗
    效[J]. 四川文理学院学报，2010，20（5）：81-84.

[31] 杨庭忠. 地震灾难后的群体心理危机干预方法[J]. 中华预防医
    学，2008，42（7）：473-475.

[32] 布莱伊尔. 心理创伤的治疗指南[M]. 徐凯文，聂晶，王雨吟，
    等，译. 北京：中国轻工业出版社，2009：1.

五、学生作业示例

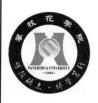

攀枝花学院本科综述

晚期恶性肿瘤患者的心理问题及其
干预措施的研究进展

学生姓名： 张××

学生学号： 20201190××××

院（系）： 康养学院

年级专业： 2020 级护理学

指导教师： 周× 副教授

二〇二一年十二月

摘　要

　　恶性肿瘤是目前对人类健康威胁最大的病变，也是当前致死率最高的疾病类型。晚期恶性肿瘤患者由于其疾病阶段，身体的损害大、疼痛明显、预后差，往往会产生较多心理问题，容易产生厌世的情绪，有自杀倾向，给患者的治疗和家人的配合带来了极大的危害。常见的心理问题有抑郁、焦虑、恐惧。心理问题的发生主要与年龄、性别、经济状况、躯体情况相关。临床上采取积极护患沟通、做好知识宣教、加强社会支持、做好心理疏导可使恶性肿瘤患者心理状况得到改善，提高患者的生存质量。

　　关键词　恶性肿瘤；心理；干预；研究进展

ABSTRACT

Malignant tumor is the most threatening disease to human health and the most deadly disease at present. Advanced cancer patients due to the stage of the disease, the physical damage, obvious pain, poor prognosis, often cause more psychological problems, easy to make patients world-weary mood, suicidal tendencies, to the patient's treatment and family cooperation has brought great harm, common psychological problems are depression, anxiety, fear. The occurrence of psychological problems is mainly related to age, sex, economic condition and body condition. Clinical adopted positive nurse-patient communication, do a good job of knowledge education, strengthen social support, psychological counselling can improve the psychological problems of cancer patients to improve the quality of life of patients.

Key words   Malignant tumor; Psychology; Intervene; Research progress

晚期恶性肿瘤患者的心理问题及其干预措施的研究进展

恶性肿瘤类疾病是目前对人类健康威胁最大的病变，也是当前致死率最高的疾病类型。该病症是由于人体自身细胞异常增殖后引发的组织占位，异常增殖后的细胞会丧失原有功能，使人体各脏器、组织、系统的功能出现障碍或衰退，最终导致脏器功能衰竭。[1-3]晚期恶性肿瘤患者由于其疾病阶段，身体的损害大、疼痛明显、预后差，往往会产生较多心理问题，这些心理问题容易让患者丧失信心，拒绝治疗，从而加速疾病的病程，因此晚期恶性肿瘤患者的心理问题引起临床医护人员的广泛关注和积极研究，现将相关文献综述如下。

1　心理问题

1.1　抑郁

1.1.1　现状

有研究证实，恶性肿瘤患者中抑郁的发生率可以达到40%，是普通人的3～4倍。[4]戴明等的研究也显示，肿瘤患者的抑郁发生率可以达到48.6%。[5]其主要表现为记忆力和持续性注意力减退，思考时间长，言语流畅性差，执行功能受损，对刺激的反应较弱。[6]

1.1.2　危害

抑郁会影响机体免疫系统对肿瘤细胞的识别和杀伤，产生免疫抑制，降低机体抵抗力，致使恶性肿瘤的高发。患者在确诊后易产生情绪波动，加上疾病或治疗引起的躯体疼痛等不良反应，致使其对周围事物的精力和兴趣下降，使原本的抑郁状态如心情低落、睡眠障碍、食欲减退等更加明显。[7]

1.2 焦虑

1.2.1 现状

丁娜等的研究调查显示，恶性肿瘤患者焦虑发生率为 21.6%[8]。据闫新欣[9]等的研究显示，我国恶性肿瘤人群中焦虑的发病率为 49.69%。其主要表现为过度担心疾病的治疗和预后，焦躁不安，猜疑心重。[10]

1.2.2 危害

严重的焦虑给患者带来的痛苦已经远远超过疾病本身，它不仅不利于患者的心理健康，还在一定程度上打消了患者配合医生进行治疗的积极性，不利于恶性肿瘤疾病的治疗效果提升。[11]

1.3 恐惧

1.3.1 现状

覃彦珠等研究证实，恐惧是晚期恶性肿瘤患者的主要心理问题之一。[12]晚期恶性肿瘤患者在治疗过程中承受着巨大的压力和负担，易产生恐惧的心理，主要表现为对于严重的、潜在危及生命或致残的疾病或治疗的恐惧[13]，包括对死亡的恐惧、对于疼痛的恐惧、对疾病的复发的恐惧等。

1.3.2 危害

长期恐惧会加重晚期恶性肿瘤患者抑郁焦虑情绪，降低患者疾病治疗的依从性，影响其生活质量和社会功能，同时这些不良情绪会影响化疗药物的疗效，增加药物不良反应的发生率，增加医疗费用等[14]。

2 影响因素

恶性肿瘤本身就是一个非常大的刺激，当患者得知这一诊断时，必然会出现许多负面心理，这些负面心理受许多因素影响。

2.1 性别和年龄

唐丽丽研究表明，年龄和性别也是影响恶性肿瘤患者心理问题的重要因素。[15]随着年龄的增大，人们的精力、体力下降，记忆力、学习力的认知功能退化。老年恶性肿瘤患者在长期的治疗中，很容易丧失信心，对前景悲观失望，出现抑郁情绪，严重时可发展为抑郁障碍。男性患者更倾向于沉默，不表达，少谈及病情，而女性患者则会把自己的痛苦与恐惧表达出来。

2.2　经济状况

患者治疗费用的支付来源与患者的心理健康密切相关。特别是当恶性肿瘤患者是家庭中的经济支柱时，这个家庭就会丧失重要劳动力。家人需要去医院陪护等因素会导致经济来源减少。因此，当恶性肿瘤患者家庭经济条件不好时，有无公费医疗支持成为影响恶性肿瘤患者心理健康状况的因素之一。[16]

2.3　社会支持

社会关系和社会支持可以降低负性心理反应，提高心理健康水平，提高患者生活质量，影响患者治疗的依从性健康行为以及免疫和神经内分泌功能。社会心理的干预可以影响患者的知识经验，从而降低其患病率和死亡率。[16]

2.4　躯体情况

癌痛在晚期恶性肿瘤患者中的发生率甚至超过 70%。癌痛在影响恶性肿瘤患者生活质量的同时，也大大降低了患者治疗依从性，许多患者甚至会因无法控制疼痛，出现轻生念头[18]。失眠也和恶性肿瘤患者抑郁状况密切相关。睡眠困难的人，往往表现为心境抑郁、紧张、易激怒、焦虑、精力不足以及消极待事。他们会对自己的健康过分关心，产生易疲劳，精力不集中等情绪障碍。[16]

2.5　生命认知

生命认知与更高的生命意义感与更积极地应对及自杀意念风险的降低等许多重要结果相关。提高恶性肿瘤患者的生命意义感，可以提高恶性肿瘤患者的存活率。当恶性肿瘤患者有较高程度的抑郁症状时，生命意义感可以有效防止患者自杀。因此，提高生命意义感对改善心理健康有促进作用，保持较高水平的生命力，也能够防止自杀意念，控制抑郁症状，预防精神疾病和自杀风险。[17]

3 干预措施

3.1 积极的护患沟通

提高医护人员与患者及家属的交流技巧，真诚倾听、鼓励和接纳患者宣泄负面情绪，满足患者的合理诉求，可以减轻其心理痛苦，使其平缓度过心理危机期。[18]

3.2 有效的知识宣教

向患者及介绍疾病相关知识，包括成因、治疗方式、放疗药物不良反应、注意事项等，可以提升患者知识了解程度，帮助患者改变对晚期肿瘤的错误认知，接受肿瘤晚期的事实，改变不合理的信念，建立正确的生死观，从容面对生命的最后阶段。[18-19]

3.3 全面的社会支持

通过引导患者加强与家属的沟通和情感表达，增强以家庭成员之间亲情为基础的社会支持系统，使患者获得更多的情感支持，减轻其心理压力，使其获得治疗信心，克服自卑感，从而提升应对、适应力。[18-19]

3.4 主动的心理干预

通过沟通掌握患者心理状态，有针对性地予以疏导，利用注意力转移法、音乐疗法等使其放松心情，减轻负面情绪。通过心理健康知识宣讲和认知行为疗法帮助患者改善不合理信念。放松疗法、收听舒缓的音乐、合理的膳食以及适量运动等有助于减轻患者躯体上的病痛。[18-19]

综上所述，晚期恶性肿瘤患者经历过手术、放疗、化疗以及疼痛的折磨，治疗前景较为悲观，经济方面也可能付出了很多，患者自己对家庭有一种负罪感，故难免会出现焦虑、抑郁，甚至恐惧等负面心理。针对晚期恶性肿瘤患者的心理问题，医护人员主要就是进行心理疏导，改善不良情绪，给予患者支持，包括指导、劝解、疏导、鼓励、安慰等。此外还需要患者家属的配合。目前我国还比较缺乏专业人员对恶性肿瘤患者进行心理辅导，我国正在深化整体护理，护理人员的素质已得到普遍提高，但对于如何正确对患者的心理进行评估并提供有效的护理仍需要加强培训。

参考文献

[1] 赵旭. 护理干预对恶性肿瘤放疗患者不良情绪和心理的影响研究[J]. 东方药膳，2020，26（11）：247.

[2] 曲同峰. 心理护理干预在妇科恶性肿瘤患者放疗期间的应用进展[J]. 饮食保健，2020，7（20）：154-155.

[3] 陈佳涛. 探究心理护理干预对恶性肿瘤放疗患者的心理状况的作用[J]. 世界最新医学信息文摘（连续型电子期刊），2020，20（75）：21-23.

[4] 张静. 心理护理干预对恶性肿瘤住院化疗患者焦虑和抑郁情绪的影响[J]. 中国保健营养（下半月），2013（4）：729.

[5] 戴明，竺家琍，方麒林. 286例恶性肿瘤患者抑郁症的疗效评价[J]. 中国癌症杂志，2010，20（11）：857-859.

[6] 谢新凤，邓书禄，李德波，等. 抑郁状态的认知功能损害[J]. 中国健康心理学杂志，2018，26（2）：311-316.

[7] 孙雪松，宋芳. 妇科恶性肿瘤患者抑郁问题护理管理的研究进展[J]. 中国计划生育和妇产科，2021，13（01）：45-47.

[8] 丁娜，胡成文，陶艳，等. 恶性肿瘤患者死亡焦虑与焦虑，抑郁的相关性研究[J]. 疾病的心理治疗，2015，36（18）：78-81.

[9] 闫新欣，王桂华，席少枝，等. 恶性肿瘤患者合并焦虑抑郁的临床分析[J]. 中国临床医生杂志，2020，48（1）：54-56.

[10] 毕守红，张瑞娟，彭宝虹，等. 中医情志护理对恶性肿瘤患者

心理问题的干预研究[J]. 临床医药文献电子杂志，2019，6（82）：89-90.

[11] 庞雪. 心理护理对恶性肿瘤住院病人心理状况影响效果观察[J]. 世界最新医学信文摘，2019，19（44）：259-262.

[12] 覃彦珠，江锦芳，刘鑫，等. 妇科肿瘤患者恐惧疾病进展现状调查及其影响因素分析[J]. 广西医学，2019，41（9）：1180-1183.

[13] DANKERT A, DURAN G, ENGST-HASTREITER U, etal. Fear of pro-gression in patients with cancer, diabetesmellitusandchro-nicarthritis[J]. Rehabilitation (Stuttg), 2003, 42(3): 155-163.

[14] 张阳，田丽，高月乔，等. 癌症患者复发恐惧的研究进展[J]. 中华护理杂志，2017，52（8）：997-1001.

[15] 唐丽丽. 老年癌症患者的心理问题及精神障碍[C]//中国老年肿瘤学大会暨第三届 CGOS 学术年会论文集. 2009：96-101.

[16] 王建平，陈仲庚，崔俊南. 癌症病人的心理健康状况及影响因素分析[J]. 中国临床心理学杂志，1997，5（1）：27-28，31.

[17] 王悦熙，王丽英，吕雪梅，等. 晚期癌症患者生命意义及心理状况的调查研究[J]. 医学信息，2021，34（13）：100-103.

[18] 王伟，马鑫，南亚昀，等. 心理干预对晚期肿瘤患者负性情绪影响的 Meta 分析[J]. 海南医学，2021，32（07）：936-939.

[19] 赵海梅. 心理护理对肿瘤放疗患者焦虑、抑郁情绪的影响研究[J]. 中外女性健康研究，2017（24）：156-157.

教师评审：

项目	存在问题	得分
标题（10 分）		10
摘要（5 分）		5

续表

关键词（10分）		5
正文（55分）	个别段落字数较少，如3.1	45
总结（5分）		5
参考文献（20分）	个别参考文献较陈旧，如15、16	18
得分	88分	

六、实践作业

（1）以小组为单位撰写综述的正文部分。

（2）以小组为单位撰写综述的摘要、小结和参考文献部分。

第四章

科研设计

一、教学要求

（1）掌握按临床流行病研究体系的设计方案进行研究设计的类型。

（2）掌握随机对照试验（RCT）。

（3）掌握抽样和分组的类型。

（4）理解分析性研究。

（5）掌握描述性研究。

（6）应用科研设计知识对你的课题进行科研设计。

二、教学重点

随机对照试验（RCT）。

三、教学难点

随机对照试验（RCT）。

四、理论知识

（一）科研设计的概念

科研设计是根据研究目的选择合理的设计方案，用以指导研究过程的步骤和方向，目的在于得到理想可信的研究结果。

（二）确认变量

自变量：能够影响研究目的的主要因素，自变量不受结果的影响却可导致结果的产生或影响结果。

因变量：想要观察的结果或反应，随自变量改变而变，同时可受其他因素影响。

混杂变量：又称干扰变量，某些能干扰研究结果的因素，在研究中应排除。

自变量与因变量的关系：自变量是研究问题的"因"与相关因素，因变量是研究问题的"果"或被影响因素，在大多数研究中应事先确认变量，再根据研究结果来解释变量间的相互关系。

（三）临床流行病研究体系的设计方案

流行病研究体系的设计方案是按照因果联系强度分类的，根据每种方案的设计特点和论证强度将研究设计方案分为干预性研究和观察性研究。

以流行病学研究为例：

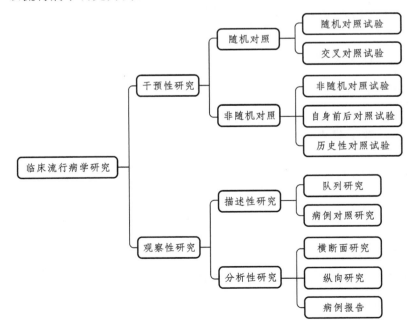

（四）抽样分组的原则

（1）设立对照。

（2）随机。

（五）抽样分组的方法

1. 简单抽样

先将调查总体的全部观察单位统一编号，然后采用随机数字表、统计软件或抽签等方法之一随机抽取 n（样本大小）个编号，由这个编号所对应的 n 个观察单位构成研究样本。

例：某研究欲比较以家庭为单位的健康教育模式对糖尿病病人血糖控制的效果，共纳入 10 例糖尿病病人，为了避免病人自愿选择入组或研究者有意将依从性良好的病人分到实验组影响研究结果，计划采用简单随机分组将病人随机等分到实验组和对照组。本研究采用随机数字表法，设定规则为抽取的随机数字编号 1～5 号糖尿病病人进入实验组，6～10 号病人进入对照组。具体方法为：

（1）先将这 10 位病人从 1～10 进行编号。

（2）再从随机数字表中任一行，比如第 20 行最左端开始横向连续取 10 个两位数字。

（3）然后将这 10 个随机数按从小到大的顺序进行编号，如果随机数相等，则先出现的为小。

（4）按照事先设定的规则，随机数编号为 1～5 号的病人进入实验组，6～10 号的病人进入对照组。

2. 分层抽样

先将研究对象按某一种或几种特征进行分层，然后在各层中采用简单随机抽样抽取研究对象组成样本。

例：某研究欲调查微信干预对改善冠心病病人服药依从性的效果，即比较接受微信干预随访和未接受微信干预随访的病人的服药依从性有无差异。因病人文化程度的高低对其微信使用程度影响较大。而这种因对微信的使用方法掌握情况而导致的服药依从性差异并不是微信干预所造成的结果，若直接采用随机组可能也无法保证实验组和对照组的病人文化程度保持基本一致。因而本研究按照文化程度采用分层随机能够更好地保证基线一致，减少文化程度的差异对研究结果造成影响。具体方法为：

（1）首先进行分层，将参与研究的冠心病病人按照小学及以下、初中、高中、大专及以上的文化程度依次分为1、2、3、4组。

（2）然后进行随机分组，将第1组的冠心病病人进行统一编号，采用随机数字表或者抽签法随机分配到实验组（A组）和对照组（B组），同样的方法再将2、3、4组病人随机分配到A组和B组。

（3）所有A组的病人组成实验组，B组的病人组成对照组，A、B组的冠心病病人文化程度基本保持一致。

3. 系统抽样

事先将总体内全部观察单位按某一序号等距分隔成n（样本大小）个部分，每一部分内含m个观察单位；然后从第一部分开始，从中随机抽出第i号观察单位，依此用相等间隔m机械地从第2部分、第3部分直至第n部分内各抽出一个观察单位组成样本。

某研究者欲调查医学院护理专业女生对乳腺癌自检技能的掌握预况，计划调查的样本量为120，已知该医学院护理专业共有女学生1200名，如何从1200名女学生中抽取120名学生？

若用系统抽样方法，具体方法如下：首先对全院学生按学号顺序统一编号：0，1，2，…，1198，1199，总体含量N=1200，样本含量n=120，抽样间隔 H=1200/120=10，随机确定K（K<H），例如K=6，然后，每隔10，抽取一个编号，得到16，26，36，…，1196，与6一起，共得到120个编号。这些编号所对应的120名学生组成该研究样本。

4. 整群抽样

以现成群体为单位进行随机抽样。抽到群体中的所有观察单位都将作为研究样本。

　　某研究者欲调查某市社区医院护士工作满意度及相关因素,需调查 200 名社区护士。已知该市一共有 30 个社区,总共拥有社区护士 900 名。因获得每一个护士的名单较为困难,所以采用随机数字表、系统抽样法或分层随机抽样在实施中难度较大,因而研究者拟采用单纯整群抽样,具体方法是:把该市的 30 个社区按 1,2,3,…,28,29,30 编号,每个社区平均护士人数为 900÷30=30 人,总共需要 200 名社区护士初步估算要抽取 200÷30≈7 个社区,随后通过随机数字表或者电脑随机选出 7 个编号,如果这 7 个社区的所有护士人数不够 200 名,可以再随机抽取 1 个社区;如果抽到 6 个社区,社区总护士人数已达 200 名,则也可以只抽取 6 个社区。这些抽到的社区中所有的社区护士组成研究的样本。

5. 多阶段抽样

　　这是从大到小的多个级别的抽样方法。

　　某研究欲了解某市居民对健康影响因素和健康行为的认知程度,欲调查 7200 名居民。已知该市共有 51 个街道,每个街道包含有若干个社区。由于本研究总体单元数目较大,分布较广,若实行简单随机抽样,需要对所有研究对象进行编号实施随机抽样,实施过程非常困难。如果按照街道采用整群抽样,则要求研究者对各个街道、社区的分布情况了解得十分清楚,做到划分的群组(街道)之间的研究对象差异尽量小,组内的研究对象差异尽可能大才可能保证抽取的样本具有最好的代表性,显然各个街道的研究对象之间的差异研究者无法控制,也很难通过重新划分群组来减小各个街道之间的差异,所以该方法不适用于本研究。而如果采用分层抽样,则研究者需要对 51 个街道单元的社区数量以及每个社区的人口分布情况都了解得很清楚,才能再根据比例进行样本的抽取,这对大型研究来说不可行,也不可取。因此本研究采用多阶段抽样的方法,预计抽取 18 个街道,每个街道抽取 2 个社区,每个社区抽取 100 户家庭,每个家庭抽取 2 名居民,若该家庭不足 2 名居民,则在该社区增加家庭户数,直到样本量达到

7200 名。具体方法为

（1）首先进行一级抽样（从总体中抽取范围较大的单元，本研究中较大单元为街道）：从该市 51 个街道中随机抽取 18 个街道。

（2）然后进行二级抽样（从抽中的单元中抽取较小单元，本研究较小的单元为社区）：从每个街道随机抽取 2 个社区。

（3）进行三级抽样（从抽中的较小单元中抽取更小的单元，本研究中指家庭）从抽中的每个社区随机抽取 100 户家庭。

（4）再从抽中的每户家庭随机调查 2 位居民。则最终每个社区调查 200 人，最后抽取的 7200 名居民为该研究的调查对象。这样既使抽样工作简单化，也尽可能地保证了样本的代表性。

（六）干预性研究

干预性研究分为随机对照研究与非随机对照研究。

随机对照试验（RCT）：采用随机分配的方法，将合格的研究对象分配到试验组与对照组，然后接受相应的干预措施，在一致的条件下或环境中，同步进行研究与观察干预效果，并用客观的效应指标对实验结果进行科学的测量和评价。

（七）分析性研究

1. 队列研究

观察目前存在差异的两组或两组以上研究对象在自然状态下持续若干时间后两组的情况会如何。

特点：（1）群组的划分是根据暴露因素的有无进行的。

（2）暴露因素是客观存在的，非人为给予的。

（3）属于前瞻性研究。

（4）可直接计算发病率。

2. 病例对照研究

从已患病的病例出发，去寻找过去可能与疾病有关的因素。

特点：（1）有一批可供选择的病例。

（2）按照疾病的有无分组。

（3）属于回顾性研究，从果到因。

（4）只能计算暴露率或暴露水平，不能计算发病率。

（八）描述性研究及其他研究

1. 横断面研究

在特定的时间内，通过调查的方法，对特定人群中某种疾病或健康状况及有关因素的情况进行调查，可以描述该病或健康状况的分布及其与相关因素的关系。

2. 纵向研究

对一特定人群进行定期随访，观察疾病或某种特征在该人群中及个体中的动态变化。

3. 德尔菲法

由调查者拟定问卷，按照既定程序采用背对背的通信方式向专家组成员进行征询，而专家组成员又以匿名的方式提交意见。

五、实践示例

示例 1

题目：汶川地震 6 年后亲历者心理应激状况的评估

一、项目的主要研究内容

（一）研究对象

根据《汶川地震灾害范围评估结果》的分级，以极重灾区北川县擂鼓镇的地震亲历者为目标人群。采用系统抽样方法，根据纳入标准、排除标准确定研究对象。

纳入标准：① 2008 年 5 月 12 日当天在本地且亲历了汶川大地震；② 意识清楚、无明显的语言障碍、有能力且愿意接受本调查。

排除标准：① 有精神疾病或语言障碍者；② 有躯体严重疾病者；③ 不愿意配合者。

（二）调查方法

为保证调查结果的有效性，调查员选用老家在绵阳附近的攀枝花学院医学本科大学生；资料收集采取面对面访谈法。为了提高沟通效果，调查员上岗前经过统一培训，让其了解 PTSD 相关知识和调查工具。考核合格者才可参与调查。

（三）调查内容

1. 一般情况：自制一般情况调查表，内容包括姓名、性别、年龄、文化程度、地区、职业、房屋居住类型、财产损失、人身损失等。

2. 应激障碍：创伤后应激障碍症状清单平民版（PTSD Checklist-Civilian Version，PCL-C）由美国创伤后应激障碍研究中心行为科学分部于 1993 年编制，是国际公认的具有良好信度和效度的创伤后应激障碍筛查问卷。每一条目均按 1~5 分 5 级评分，将各条目评分汇总后得到总分，总分为 17~85 分。≥50 分则诊断为 PTSD 的可能性大，为筛查阳性[6-7]。

3. 生活质量：采用中文版 SF-36 简明健康调查问卷进行调查，SF-36 是一份由 36 个条目组成的结构式问卷。此问卷已经在四川省和杭州市进行一般人群常模的测试，具有较好的信度和效度。

二、技术关键

应用 EpiData 3.0 数据库进行双输录入、逻辑比对纠错，以保证质量控制；用 SPSS13.0 进行数据录入和数据分析。

三、技术路线和应用方案

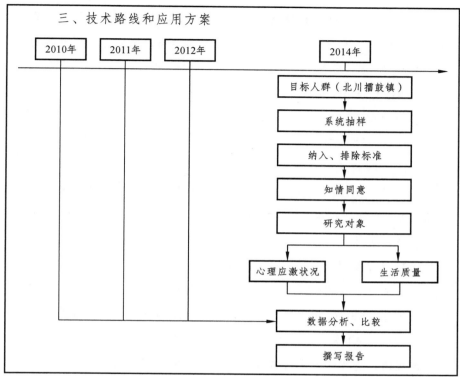

示例 2

题目：攀枝花市康养老人生活质量的评估

一、主要目标

通过调查评估攀枝花市康养老人的生活质量现状及其影响因素，为改善康养老人的生活质量提供依据，为提供更具针对性的健康服务提供参考。

二、主要内容

（一）研究对象的确定

康养老人的选择。从攀枝花市的两个区和三个县中，选择在康养中心（据调查，候鸟老人多选择农家乐）居住的老人作为目标人群，以门牌号为单位，采用系统抽样的方法选择 1000 名康养老人进行调查。

纳入标准：① 来自攀枝花以外的城市；② 调查前 1 个月一直居住在攀枝花；③ 意识清楚、无明显的语言障碍、有能力且愿意接受本调查。

排除标准：① 有精神疾病或语言障碍者；② 有躯体严重疾病者；③ 不愿意配合者。

（二）调查内容

1. 一般情况

自制一般情况调查表，内容包括：性别、年龄、民族、婚姻状况、文化程度、职业、居住攀枝花的时间、以往居住攀枝花的情况、家庭收入状况。

2. 生活质量

采用中文版 SF-36 简明健康调查问卷进行调查。国外多年临床应用显示，SF-36 具有良好的可信度、效度和反应度，迄今为止，该量表已在 40 多个国家得到了广泛应用。同时，此问卷已经在四川省和杭州市进行一般人群常模的测试，具有较好的信度和效度。

（三）分析问卷。

应用 EpiData 3.0 数据库进行双输录入、逻辑比对纠错，以保证数据的质量；用 SPSS 13.0 进行统计分析，得到攀枝花市康养老人的生活质量现状并找出影响其生活质量的主要因素。

（四）制定相应措施。

对影响康养老人生活质量的主要因素进行分析，制定相应措施以改善康养老人的生活质量。

三、技术关键

本项目最关键的技术就是采用 SPSS13.0 统计软件对样本资料进行分析，因此，必须全面、科学地进行科研设计，这样才能保证获得数据的准确性和有效性。

四、技术路线和实施方案

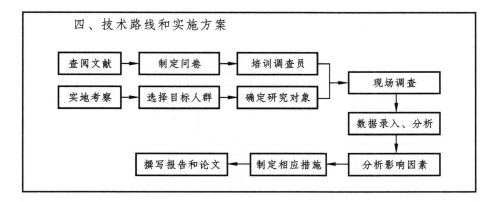

六、学生作业示例

示例 1：实验性研究

题目：正念减压疗法对孕妇产前抑郁发生率影响的研究

一、研究对象

以攀枝花妇幼保健院的孕妇为目标人群。采用单纯随机抽样和分组的方法，随机抽取 20 位孕妇，随机分为实验组和对照组，实验组 10 例，对照组 10 例。

二、具体研究方法

（1）以单个孕妇为单位，按随机的原则对研究对象进行抽样和分组，并签署知情同意书。

（2）查阅文献和反复预实验，确定正念疗法的治疗手段、时间、次数等主客观资料。

（3）让目标人群首次填写 SAS（焦虑自评量表）和 SDS（抑郁自评量表）和简化妊娠相关焦虑问卷（PRAQ-R），收集量表并对孕妇心理状况评分。

（4）实验组给予 6 周的正念课程，对照组常规护理。

（5）疗程结束，再次填写量表并对两组指标进行比较，以验证正念减压疗法的效果。

三、技术路线和应用方案

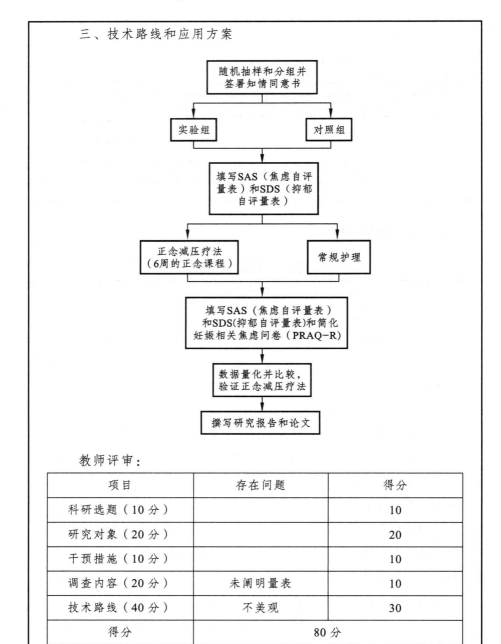

教师评审：

项目	存在问题	得分
科研选题（10分）		10
研究对象（20分）		20
干预措施（10分）		10
调查内容（20分）	未阐明量表	10
技术路线（40分）	不美观	30
得分	80分	

示例 2：质性研究

题目：攀枝花市高血压年轻化现象及其影响因素的研究

一、项目的主要研究内容

（一）研究对象

根据高血压的分级，以四川省青壮年高血压患者为目标人群，采用系统抽样方法，根据纳入标准，排除标准确定研究对象。

纳入标准：① 1976 年及以后出生且患有高血压的人群；② 意识清醒，无明显语言障碍且愿意接受本调查。

排除标准：① 文盲；② 有严重躯体疾病者；③ 不愿意配合者。

（二）调查方法

为确保调查结果的有效性，以攀枝花学院医护类专业学生为调查员。去攀枝花市中心医院、攀枝花妇幼保健院、攀枝花第三人民医院、攀枝花中西医结合医院，随机抽取二百八十名患者分发量表，同时随机抽取三十名患者采取面对面访谈的方式搜集资料。为提高沟通效率，调查员上岗前进行统一培训，使其了解高血压年轻化相关概念和注意事项以及调查工具，考核合格者方可参与调查。

（三）调查内容

1. 一般情况

系统抽样选出 30 份样本进行访谈，剩余发放自制调查表，了解姓名、年龄、职业、体重、自身病史、家庭病史、饮食习惯、烟酒嗜好、作息习惯等。

2. 生命质量

QLICD-HY（V2.0）是慢性病患者生命质量测定量表体系 QLICD（Quality of Life Instruments for Chronic Diseases）中的高血压（Hypertension）量表，整个量表有 41 个条目，每个条目均为五级等级式条目。其中，QLICD-GM（V2.0）包括 3 个领域（即生理功能、心理功能、社会功能）、9 个侧面、28 个条目，特异模块含脑血管系统症状、心血管系统症状、治疗副作用、特殊心理对生活影响 4 个侧面。

3. 自我管理

高血压病人自我管理行为测评量表（HPSMBRS-Ⅱ）包括项目分析和因子分析，量表共包含 6 维度 33 个条目，其中饮食管理包括 10 个条目，运动管理包括 3 个条目，工作与休息管理包括 5 个条目，情绪管理包括 7 个条目，用药管理包括 4 个条目，病情监测包括 4 个条目。高血压病人自我管理行为总分平均为 118.34±15.66 分；因子水平按标准化得分由低到高的顺序依次为：病情监测、用药管理、情绪管理、运动管理、饮食管理、工作与休息管理。不同年龄、家庭所在地、职业、婚姻状况、文化程度、家庭人均月收入、医疗付费方式、高血压程度、患病年限、吸烟状况、饮酒状况、合并症或并发症的高血压病人自我管理行为水平差异有统计学意义（P<0.05 或 P<0.01）；影响高血压病人自我管理的主要因素为年龄、职业、家庭所在地、文化程度、家庭月收入、患病年限和高血压程度。

二、技术关键

应用 EpiData 3.0 数据库进行双输录入、逻辑比对纠错，以保证质量控制；用 SPSS13.0 进行统计分析。

三、技术路线和应用方案

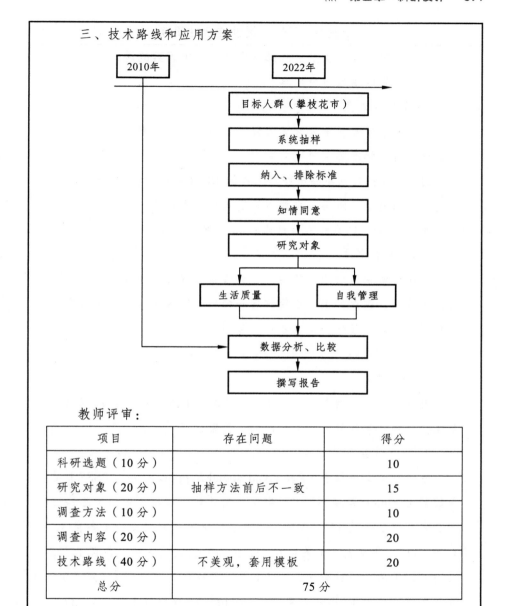

教师评审：

项目	存在问题	得分
科研选题（10分）		10
研究对象（20分）	抽样方法前后不一致	15
调查方法（10分）		10
调查内容（20分）		20
技术路线（40分）	不美观，套用模板	20
总分	75分	

示例 3：质性、量性结合性研究

题目：**攀枝花市女护士的抑郁现状及相关因素的调查**

一、项目的主要研究内容

（一）研究对象

以攀枝花市女护士为目标人群，采用整群的调查方法，根据纳入标准、排除标准确定研究对象。

纳入标准：① 从事临床护理工作的 18～60 周岁的女护士；② 意识清楚无明显语言障碍，有能力且愿意接受本调查。

排除标准：① 有精神疾病者；② 不愿意配合者。

（二）调查方法

为保证调查结果的有效性，资料收集采取自填问卷法。为了提高沟通效果，调查员上岗前经过统一培训，使其了解抑郁及相关因素和调查工具，考核合格者才可参与调查。

（三）调查内容

1. 一般情况

自制一般情况调查表，内容包括性别、年龄、文化程度、地区、职业，是否与父母居住，抑郁时间，抑郁因素。

2. 领悟社会支持量表

领悟社会支持量表（Perceived Social Support Scale，PSSS）量表最初由 Zimet 等编制，本研究中采用姜乾金等根据中国实际修订的量表。该量表共 12 个条目，包括 3 个维度：家庭支持（条目 3，4，8，11）、朋友支持（条目 6，7，9，12）、其他支持（条目 1，2，5，10），采用 7 级计分法，从 1（强烈不同意）到 7（强烈同意），社会支持总分由 12 个条目累计，总分 12～36 分为低水平支持，37～60 分为中等水平支持，61～84 分为高水平支持，总分越高，代表个体领悟到的社会支持越高。本量表的 Cronbach α 系数为 0.94。

3. 抑郁量表

抑郁测量采用流调中心简化版抑郁量表（the Centre for Epidemiologic Studies Depression Scale，CESD-10）评估，该量表包括10个条目（例如，我被平时不会困扰我的事困扰）。使用从0（没有或少于1天）到3（大多数或5~7天的）Likert 4级评分法计分，其中有两项为反向评分，为"我对未来充满希望"和"我很高兴"。按过去七天实际情况评分，将每个条目得分相加为总分，分数越高说明抑郁越严重。当个体总分≥10分，认为个体有抑郁症状。

二、技术关键

应用EpiData 3.0数据库进行双输录入、逻辑比对纠错，以保证质量控制；用SPSS13.0进行统计分析

三、技术路线和应用方案

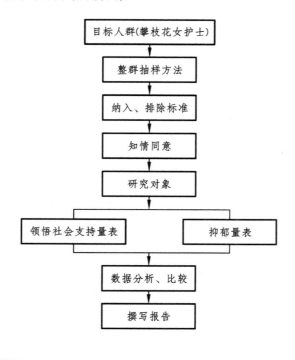

教师评审：

项目	存在问题	得分
科研选题（10分）		10
研究对象（20分）		20
调查方法（10分）		10
调查内容（20分）		20
技术路线（40分）	不美观，套用模板	20
总分	80分	

<<<<< **第五章**
数据分析

一、教学要求

（1）熟悉选题方面的基本知识。

（2）掌握 SPSS 的安装。

（3）掌握采用 SPSS 录入数据。

（4）采用 SPSS 进行单因素、多因素分析。

（5）掌握图表的画法。

二、教学难点

采用 SPSS 进行单因素、多因素分析。

三、理论知识

（一）数据的录入

1. 安装 SPSS

（1）将 SPSS 压缩包解压。

（2）打开 SPSS 文件夹。

（3）进入 IBM SPSS Statistics，随后点击 IBM SPSS Statistics V21 win32。

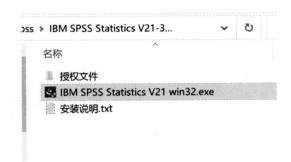

（4）安装。

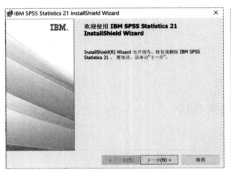

①

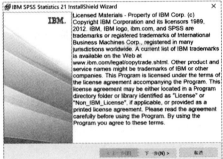

②

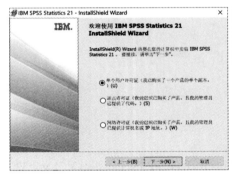

③

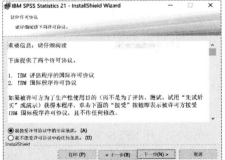

④

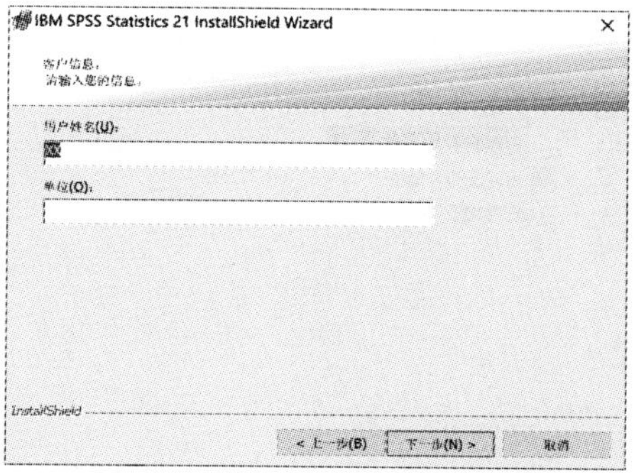

⑤

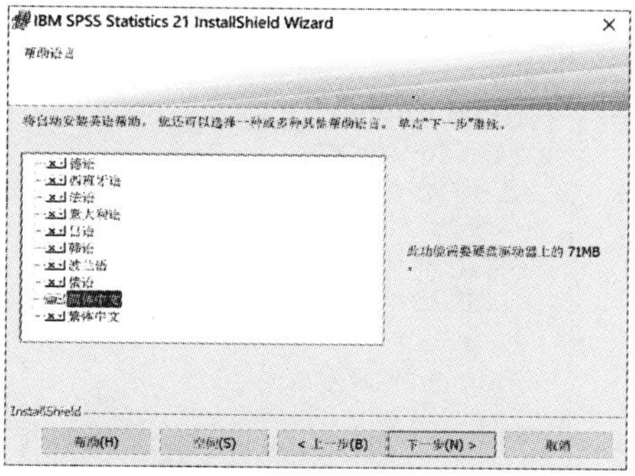

⑥

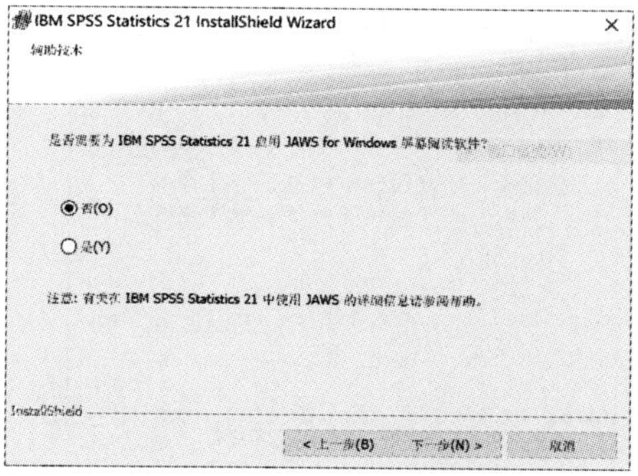

⑦

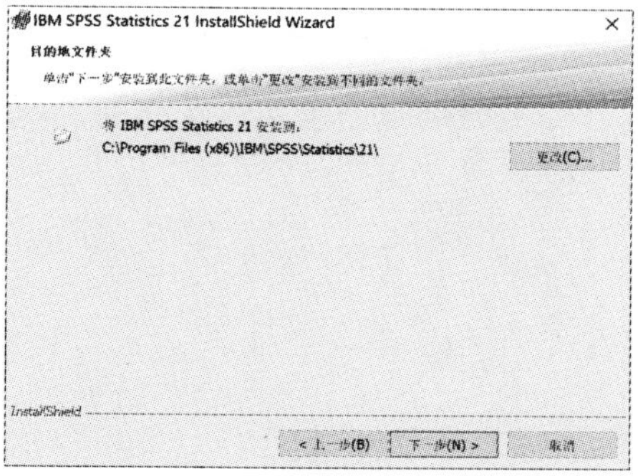

⑧

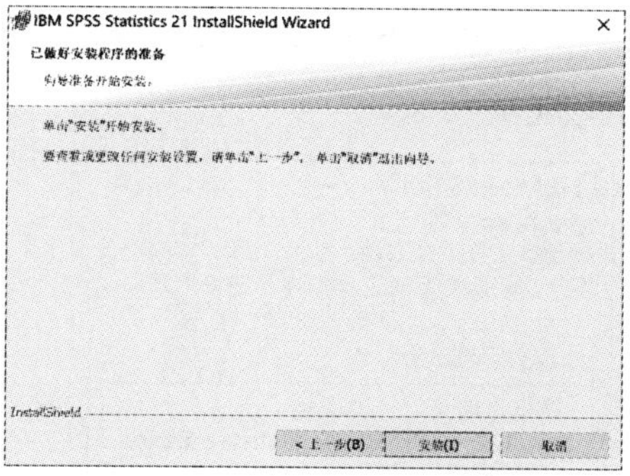

⑨

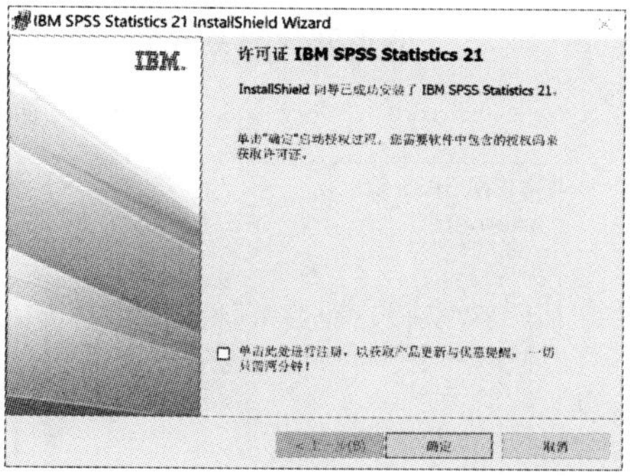

⑩

图 1 安装软件

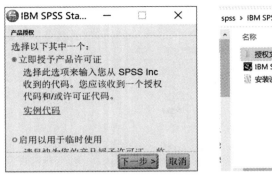

⑪

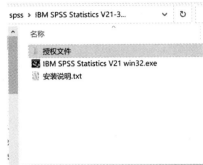

⑫

图 2 点开 IBM SPSS Statistics 文件夹中的授权文件夹

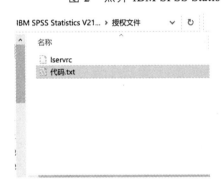

⑬点开代码并复制

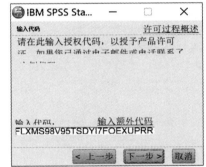

⑭将代码粘贴入框中

图 3 输入授权代码

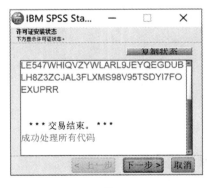

⑮

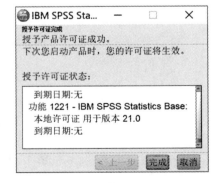

⑯

图 4 安装成功

（5）粘贴快捷方式。

点开菜单，找到 IBM SPSS statistics 21，单击右键，选择更多，点击打开文件位置，随后复制粘贴在桌面上，安装完成。

2. SF-36 量表及其计分规则

SF-36（the MOS item short form health survey，SF-36）是美国波士顿健康研究所研制的简明健康调查问卷，被广泛应用于普通人群的生存质量测定、临床试验效果评价以及卫生政策评估等领域。它是在 1988 年 Stewartse 研制的医疗结局研究量表（medical outcomes study short form，MOS SF）的基础上，由美国波士顿健康研究发展而来。SF-36 作为简明健康调查问卷，它从生理机能、生理职能、躯体疼痛、一般健康状况、精力、社会功能、情感职能以及精神健康等 8 个方面全面概括了被调查者的生存质量。1991 年浙江大学医学院社会医学教研室翻译了中文版的 SF-36。

（1）生理机能（PF：Physical Functioning）：测量健康状况是否妨碍了正常的生理活动。

（2）生理职能（RP：Role-Physical）：测量由于生理健康问题所造成的职能限制。

（3）躯体疼痛（BP：Bodily Pain）：测量疼痛程度以及疼痛对日常活动的影响。

（4）一般健康状况（GH：General Health）：测量个体对自身健康状况及其发展趋势的评价。

（5）精力（VT：Vitality）：测量个体对自身精力和疲劳程度的主观感受。

（6）社会功能（SF：Social Functioning）：测量生理和心理问题对社会活动的数量和质量所造成的影响，用于评价健康对社会活动的效应。

（7）情感职能（RE：Role-Emotional）：测量由于情感问题所造成的职能限制。

（8）精神健康（MH：Mental Health）：测量四类精神健康项目，包括激励、压抑、行为或情感失控、心理主观感受。

SF-36 量表及其计分方法

1. 总体来讲，您的健康状况是：

① 非常好　　② 很好　　　③ 好　　　④ 一般　　　⑤ 差

2. 跟 1 年以前比您觉得自己的健康状况是：

① 比 1 年前好多了　　② 比 1 年前好一些　　　③ 跟 1 年前差不多

④ 比 1 年前差一些　　⑤ 比 1 年前差多了

（权重或得分依次为 1，2，3，4 和 5）

健康和日常活动

3. 以下这些问题都和日常活动有关。请您想一想，您的健康状况是否限制了这些活动？如果有限制，程度如何？

（1）重体力活动。如跑步举重、参加剧烈运动等：

① 限制很大　　② 有些限制　　③ 毫无限制

（权重或得分依次为 1，2，3；下同。注意：如果采用汉化版本，则得分为 1，2，3，4，得分转换时需做相应的改变。）

（2）适度的活动。如移动一张桌子、扫地、打太极拳、做简单体操等：

① 限制很大　　② 有些限制　　③ 毫无限制

（3）手提日用品。如买菜、购物等：

① 限制很大　　② 有些限制　　③ 毫无限制

（4）上几层楼梯：

① 限制很大　　② 有些限制　　③ 毫无限制

（5）上一层楼梯：

① 限制很大　　② 有些限制　　③ 毫无限制

（6）弯腰、屈膝、下蹲：

① 限制很大　　② 有些限制　　③ 毫无限制

（7）步行 1500 米以上的路程：

① 限制很大　　② 有些限制　　③ 毫无限制

（8）步行 1000 米的路程：

① 限制很大　　② 有些限制　　③ 毫无限制

（9）步行 100 米的路程：

① 限制很大　　② 有些限制　　③ 毫无限制

（10）自己洗澡、穿衣：

① 限制很大　　② 有些限制　　③ 毫无限制

4. 在过去 4 个星期里，您的工作和日常活动有无因为身体健康的原因而出现以下这些问题？

（1）减少了工作或其他活动时间：

① 是　　② 不是

（权重或得分依次为 1，2；下同）

（2）本来想要做的事情只能完成一部分：

① 是　　② 不是

（3）想要干的工作或活动种类受到限制：

① 是　　② 不是

（4）完成工作或其他活动困难增多（比如需要额外的努力）：

① 是　　② 不是

5. 在过去 4 个星期里，您的工作和日常活动有无因为情绪的原因（如压抑或忧虑）而出现以下这些问题？

（1）减少了工作或其他活动时间：

① 是　　② 不是

（权重或得分依次为 1，2；下同）

（2）本来想要做的事情只能完成一部分：

① 是　　② 不是

（3）干事情不如平时仔细：

① 是　　② 不是

6. 在过去 4 个星期里，您的健康或情绪不好在多大程度上影响了您与家人、朋友、邻居或集体的正常社会交往？

① 完全没有影响　　② 有一点影响　　③ 中等影响　　④ 影响很大
⑤ 影响非常大

（权重或得分依次为5，4，3，2，1）

7. 在过去4个星期里，您有身体疼痛吗？

① 完全没有疼痛　　② 有一点疼痛　　③ 中等疼痛　　④ 严重疼痛

⑤ 很严重疼痛

（权重或得分依次为6，5.4，4.2，3.1，2.2，1）

8. 在过去4个星期里，您的身体疼痛影响了您的工作和家务吗？

① 完全没有影响　　② 有一点影响　　③ 中等影响　　④ 影响很大

⑤ 影响非常大

（如果7无8无，权重或得分依次为6，4.75，3.5，2.25，1.0；如果为7有8无，则为5，4，3，2，1）

您的感觉

9. 以下这些问题是关于过去1个月里您自己的感觉，对每一条问题所说的事情，您的情况是什么样的？

（1）您觉得生活充实：

① 所有的时间　　② 大部分时间　　③ 比较多时间　　④ 一部分时间　　⑤ 小部分时间　　⑥ 没有这种感觉

（权重或得分依次为6，5，4，3，2，1）

（2）您是一个敏感的人：

① 所有的时间　　② 大部分时间　　③ 比较多时间　　④ 一部分时间　　⑤ 小部分时间　　⑥ 没有这种感觉

（权重或得分依次为1，2，3，4，5，6）

（3）您的情绪非常不好，什么事都不能使您高兴起来：

① 所有的时间　　② 大部分时间　　③ 比较多时间　　④ 一部分时间　　⑤ 小部分时间　　⑥ 没有这种感觉

（权重或得分依次为1，2，3，4，5，6）

（4）您的心理很平静：

① 所有的时间　　② 大部分时间　　③ 比较多时间　　④ 一部分时间　　⑤ 小部分时间　　⑥ 没有这种感觉

（权重或得分依次为 6，5，4，3，2，1）

（5）您做事精力充沛：

① 所有的时间 　　② 大部分时间 　　③ 比较多时间 　　④ 一部分时间 　　⑤ 小部分时间 　　⑥ 没有这种感觉

（权重或得分依次为 6，5，4，3，2，1）

（6）您的情绪低落：

① 所有的时间 　　② 大部分时间 　　③ 比较多时间 　　④ 一部分时间 　　⑤ 小部分时间 　　⑥ 没有这种感觉

（权重或得分依次为 1，2，3，4，5，6）

（7）您觉得筋疲力尽：

① 所有的时间 　　② 大部分时间 　　③ 比较多时间 　　④ 一部分时间 　　⑤ 小部分时间 　　⑥ 没有这种感觉

（权重或得分依次为 1，2，3，4，5，6）

（8）您是个快乐的人：

① 所有的时间 　　② 大部分时间 　　③ 比较多时间 　　④ 一部分时间 　　⑤ 小部分时间 　　⑥ 没有这种感觉

（权重或得分依次为 6，5，4，3，2，1）

（9）您感觉厌烦：

① 所有的时间 　　② 大部分时间 　　③ 比较多时间 　　④ 一部分时间 　　⑤ 小部分时间 　　⑥ 没有这种感觉

（权重或得分依次为 1，2，3，4，5，6）

10. 不健康影响了您的社会活动（如走亲访友）：

① 所有的时间 　　② 大部分时间 　　③ 比较多时间 　　④ 一部分时间 　　⑤ 小部分时间 　　⑥ 没有这种感觉

（权重或得分依次为 1，2，3，4，5）

总体健康情况

11. 请看下列每一条问题，哪一种答案最符合您的情况？

（1）我好像比别人容易生病：

① 绝对正确　　② 大部分正确　　③ 不能肯定　　④ 大部分错误

⑤ 绝对错误

（权重或得分依次为 1，2，3，4，5）

（2）我跟周围人一样健康：

① 绝对正确　　② 大部分正确　　③ 不能肯定　　④ 大部分错误

⑤ 绝对错误

（权重或得分依次为 5，4，3，2，1）

（3）我认为我的健康状况在变坏：

① 绝对正确　　② 大部分正确　　③ 不能肯定　　④ 大部分错误

⑤ 绝对错误

（权重或得分依次为 1，2，3，4，5）

（4）我的健康状况非常好：

① 绝对正确　　② 大部分正确　　③ 不能肯定　　④ 大部分错误

⑤ 绝对错误

（权重或得分依次为 5，4，3，2，1）

SF-36 量表计分方法

1. 基本步骤

第一步，量表条目编码；

第二步，量表条目计分；

第三步，量表健康状况各个方面计分及得分换算。得分换算的基本公式为：

$$换算得分 = \frac{实际得分 - 该方面的可能的最低得分}{该方面的可能的最高得分与最低得分之差} \times 100$$

2. 关于缺失值的处理

有时应答者没有完全回答量表中所有的问题条目，我们把没有答案的问题条目视为缺失。在健康状况的各个方面所包含的多个问题条目中，如果应答者回答了至少一半的问题条目，就应该计算该方面的得分。缺失条目的得分用其所属方面的平均分代替。

3. 健康状况各方面得分及换算

以下每方面举1~2个问题及其计分标准，来说明 SF-36 调查问卷的内容和使用方法。

（1）生理机能（PF：Physical Functioning）。

问题3：

（1）重体力活动（如跑步、举重物、激烈运动等）

（2）适度活动（如移桌子、扫地、做操等）

（3）手提日杂用品（如买菜、购物等）

（4）上几层楼梯

（5）上一层楼梯

（6）弯腰、屈膝、下蹲

（7）步行 1500 米左右的路程

（8）步行 800 米左右的路程

（9）步行约 100 米的路程

（10）自己洗澡、穿衣

条目编码及计分

答案	编码	计分
有很多限制	1	1
有一点限制	2	2
根本没限制	3	3

计分及换算

将各个问题的得分相加得实际得分，再按下式算得最终得分 PF。PF 得分越高，健康状况越好。

$$PF = \frac{实际得分 - 10}{20} \times 100$$

举例：以某人完成的量表为例。

3. 以下这些问题都和日常活动有关。请您想一想，您的健康状况是否限制了这些活动？如果有限制，程度如何？

（1）重体力活动。如跑步举重、参加剧烈运动等：③

① 限制很大　　② 有些限制　　③ 毫无限制

（2）适度的活动。如移动一张桌子、扫地、打太极拳、做简单体操等：③

① 限制很大　　② 有些限制　　③ 毫无限制

（3）手提日用品。如买菜、购物等：③

① 限制很大　　② 有些限制　　③ 毫无限制

（4）上几层楼梯：③

① 限制很大　　② 有些限制　　③ 毫无限制

（5）上一层楼梯：③

① 限制很大　　② 有些限制　　③ 毫无限制

（6）弯腰、屈膝、下蹲：②

① 限制很大　　② 有些限制　　③ 毫无限制

（7）步行 1500 米以上的路程：②

① 限制很大　　② 有些限制　　③ 毫无限制

（8）步行 1000 米的路程：②

① 限制很大　　② 有些限制　　③ 毫无限制

（9）步行 100 米的路程：③

① 限制很大　　② 有些限制　　③ 毫无限制

（10）自己洗澡、穿衣：③

① 限制很大　　② 有些限制　　③ 毫无限制

PF=（3+3+3+3+3+2+2+2+3+3−10）÷20×100=85 分

（2）生理职能（RP：Role-Physical）。

问题4：

（1）减少了工作或其他活动的时间

（2）本来想要做的事情只能完成一部分

（3）想要做的工作或活动的种类受到限制

（4）完成工作或其他活动有困难（比如，需要额外的努力）

编码及计分

答案	编码	计分
有	1	1
没有	2	2

计分及换算

将各个问题的得分相加得实际得分，再按下式算得最终得分 RP。RP得分越高，健康状况越好。

$$RP = \frac{实际得分 - 4}{4} \times 100$$

举例：以某人完成的量表为例。

4. 在过去4个星期里，您的工作和日常活动有无因为身体健康的原因而出现以下这些问题？

（1）减少了工作或其他活动时间：②

①是　②不是

（2）本来想要做的事情只能完成一部分：②

①是　②不是

（3）想要干的工作或活动种类受到限制：②

①是　②不是

（4）完成工作或其他活动困难增多（比如需要额外的努力）：②

①是　②不是

RP=（2+2+2+2-4）÷4×100=100分

（3）躯体疼痛（BP：Bodily Pain）。

问题 7、8：

7. 在过去四个星期里，您有身体上的疼痛吗？

8. 在过去四个星期里，身体上的疼痛影响您的正常工作吗（包括上班工作和家务活动）？

问题 7 的编码及计分

答案	编码	计分
根本没有疼痛	1	6.0
有很轻微疼痛	2	5.4
有轻微疼痛	3	4.2
有中度疼痛	4	3.1
有严重疼痛	5	2.2
有很严重疼痛	6	1.0

问题 8 的编码及计分（如果对问题 7 和 8 均做了回答）

答案	若条目 8 的编码为	且　条目 7 的编码为	那么条目 8 的计分为
根本没有影响	1	1	6
根本没有影响	1	2 至 6	5
有一点影响	2	1 至 6	4
有中度影响	3	1 至 6	3
有较大影响	4	1 至 6	2
有极大影响	5	1 至 6	1

问题 8 的编码及计分（如果对问题 7 没有做回答）		
答案	编码	计分
根本没有影响	1	6.0
有一点影响	2	4.75
有中度影响	3	3.5
有较大影响	4	2.25
有极大影响	5	1.0

计分及换算

将各个问题的得分相加得实际得分，再按下式算得最终得分 BP。BP 得分越高，健康状况越好。

$$BP = \frac{实际得分 - 2}{10} \times 100$$

举例：以某人完成的量表为例。

7. 在过去 4 个星期里，您有身体疼痛吗？①

① 完全没有疼痛　② 有一点疼痛　③ 中等疼痛　④ 严重疼痛　⑤ 很严重疼痛

（权重或得分依次为 6，5.4，4.2，3.1，2.2，1）

8. 在过去 4 个星期里，您的身体疼痛影响了您的工作和家务吗？②

① 完全没有影响　② 有一点影响　③ 中等影响　④ 影响很大　⑤ 影响非常大

（如果 7 无 8 无，权重或得分依次为 6，4.75，3.5，2.25，1.0；如果为 7 有 8 无，则为 5，4，3，2，1）

BP=（6+6-2）÷10×100=100 分

（4）一般健康状况（GH：General Health）。

问题 1、11：

1. 总体来讲，您的健康状况是：

11. 请看下列每一条问题：哪一种答案最符合您的情况？

（1）我好像比别人容易生病

（2）我跟周围人一样健康

（3）我认为我的健康状况在变坏

（4）我的健康状况非常好

问题 1 和问题 11 的编码及计分

	答案	编码	计分
问题 1	非常好	1	5.0
	很好	2	4.4
	好	3	3.4
	一般	4	2.0
	差	5	1.0
	答案	编码	计分
问题 11 （1）（3）	绝对正确	1	1
	大部分正确	2	2
	不能肯定	3	3
	大部分错误	4	4
	绝对错误	5	5
	答案	编码	计分
问题 11 （2）（4）	绝对正确	1	5
	大部分正确	2	4
	不能肯定	3	3
	大部分错误	4	2
	绝对错误	5	5

计分及换算

将各个问题的得分相加得实际得分，再按下式算得最终得分 GH。GH 得分越高，健康状况越好。

$$GH = \frac{实际得分 - 5}{20} \times 100$$

举例：以某人完成的量表为例。

1. 总体来讲，您的健康状况是：②

① 非常好　　② 很好　　③ 好　　④ 一般　　⑤ 差

11. 请看下列每一条问题：哪一种答案最符合您的情况？

（1）我好象比别人容易生病：④

① 绝对正确　　② 大部分正确　　③ 不能肯定　　④ 大部分错误　　⑤ 绝对错误`

（权重或得分依次为 1，2，3，4，5）

（2）我跟周围人一样健康：　③

① 绝对正确　　② 大部分正确　　③ 不能肯定　　④ 大部分错误　　⑤ 绝对错误

（权重或得分依次为 5，4，3，2，1）

（3）我认为我的健康状况在变坏：②

① 绝对正确　　② 大部分正确　　③ 不能肯定　　④ 大部分错误　　⑤ 绝对错误

（权重或得分依次为 1，2，3，4，5）

（4）我的健康状况非常好：②

① 绝对正确　　② 大部分正确　　③ 不能肯定　　④ 大部分错误　　⑤ 绝对错误

（权重或得分依次为 5，4，3，2，1）

BP=(4.4+4+3+2+4-5)/20*100=62

（5）精力（VT：Vitality）。

問題 9. 以下这些问题是关于过去 1 个月里您自己的感觉，对每一条问题所说的事情，您的情况是什么样的？

（1）您觉得生活充实

（5）您做事精力充沛

（7）您觉得筋疲力尽

（9）您感觉厌烦

	答案	编码	计分
问题 9 （1）（5）	所有的时间	1	6
	大部分时间	2	5
	比较多时间	3	4
	一部分时间	4	3
	小部分时间	5	2
	没有此感觉	6	4

	答案	编码	计分
问题 9 （7）（9）	所有的时间	1	6
	大部分时间	2	5
	比较多时间	3	4
	一部分时间	4	3
	小部分时间	5	2
	没有此感觉	6	1

计分及换算

将各个问题的得分相加得实际得分，再按下式算得最终得分 VI。VI 得分越高，健康状况越好。

$$VI = \frac{实际得分 - 4}{20} \times 100$$

举例：以某人完成的量表为例。

9. 以下这些问题是关于过去1个月里您自己的感觉,对每一条问题所说的事情,您的情况是什么样的?

（1）您觉得生活充实：②

① 所有的时间　　　② 大部分时间　　　③ 比较多时间

④ 一部分时间　　⑤ 小部分时间　　⑥ 没有这种感觉

（5）您做事精力充沛：③

① 所有的时间　　　② 大部分时间　　　③ 比较多时间

④ 一部分时间　　⑤ 小部分时间　　⑥ 没有这种感觉

（7）您觉得筋疲力尽：④

① 所有的时间　　　② 大部分时间　　　③ 比较多时间

④ 一部分时间　　⑤ 小部分时间　　⑥ 没有这种感觉

（9）您感觉厌烦：④

① 所有的时间　　　② 大部分时间　　　③ 比较多时间

④ 一部分时间　　⑤ 小部分时间　　⑥ 没有这种感觉

VI=（5+4+4+4-4）÷20×100=65 分

（6）社会功能（SF：Social Functioning）。

问题 6、问题 9（10）:

6. 在过去的四个星期里,您的身体健康状况或情绪不好在多大程度上影响了您与家人、朋友、邻居或集体的正常社交活动?

10. 不健康影响了您的社会活动（如走亲访友）:

① 所有的时间　　　② 大部分时间　　　③ 比较多时间

④ 一部分时间　　⑤ 小部分时间　　⑥ 没有这种感觉

（权重或得分依次为1,2,3,4,5）

问题编码及计分

问题 6	答案	编码	计分
	根本没有影响	1	6

	很少有影响	2	5
	有中度影响	3	4
	有较大影响	4	3
	有极大影响	5	2
问题 10	答案	编码	计分
	所有的时间	1	1
	大部分时间	2	2
	比较多时间	3	3
	一部分时间	4	4
	小部分时间	5	5
	没有此感觉	6	6

计分及换算

将各个问题得分相加得实际得分，再按下式算得最终得分 SF，SF 得分越高，健康状况越好。

$$SF = \frac{实际得分 - 2}{8} \times 100$$

举例：以某人完成的量表为例。

6. 在过去 4 个星期里，您的健康或情绪不好在多大程度上影响了您与家人、朋友、邻居或集体的正常社会交往？

① 完全没有影响   ② 有一点影响   ③ 中等影响   ④ 影响很大   ⑤ 影响非常大

10. 不健康影响了您的社会活动（如走亲访友）：   ③

① 所有的时间   ② 大部分时间   ③ 比较多时间   ④ 一部分时间   ⑤ 小部分时间   ⑥ 没有这种感觉

（权重或得分依次为 1，2，3，4，5）

SF=(5+3-2)/8*100=75

（7）情感职能（RE：Role-Emotional）。

问题5：在过去4个星期里，您的工作和日常活动有无因为情绪的原因（如压抑或忧虑）而出现以下这些问题？

（1）减少了工作或其他活动的时间

（2）本来想要做的事情只能完成一部分

（3）干事情不如平时仔细

问题编码及计分

答案	编码	计分
有	1	1
没有	2	2

计分及换算

将各个问题得分相加得实际得分，再按下式算得最终得分RE。RE得分越高，健康状况越好。

$$RE = \frac{实际得分 - 3}{3} \times 100$$

举例：以某人完成的量表为例。

5. 在过去4个星期里，您的工作和日常活动有无因为情绪的原因（如压抑或忧虑）而出现以下这些问题？

（1）减少了工作或活动时间：②

①是　②不是

（2）本来想要做的事情只能完成一部分：②

①是　②不是

（3）干事情不如平时仔细：②

①是　②不是

RE=（2+2+2-3）÷3×100=100分

（8）精神健康（MH：Mental Health）。

问题9：以下这些问题是关于过去1个月里您自己的感觉，对每一条问题所说的事情，您的情况是什么样的？

（2）您是一个敏感的人吗？

（3）您的情绪非常不好，什么事都不能使您振作起来吗？

（4）您的心理平静吗？

（6）您的情绪低落吗？

（8）您是个快乐的人吗？

问题编码及计分

	答案	编码	计分
问题9 （2）（3）（6）	所有的时间	1	1
	大部分时间	2	2
	比较多时间	3	3
	一部分时间	4	4
	小部分时间	5	5
	没有此感觉	6	6
	答案	编码	计分
问题9 （4）（8）	所有的时间	1	6
	大部分时间	2	5
	比较多时间	3	4
	一部分时间	4	3
	小部分时间	5	2
	没有此感觉	6	1

方面计分及换算

将各个问题得分相加得实际得分,再按下式算得最终得分 MH。MH 得分越高,健康状况好。

$$MH = \frac{实际得分 - 5}{25} \times 100$$

举例:以某人完成的量表为例。

9. 以下这些问题是关于过去 1 个月里您自己的感觉,对每一条问题所说的事情,您的情况是什么样的?

（2）您是一个敏感的人:⑤

① 所有的时间　　　② 大部分时间　　　③ 比较多时间

④ 一部分时间　　⑤ 小部分时间　　⑥ 没有这种感觉

（3）您的情绪非常不好,什么事都不能使您高兴起来:⑤

① 所有的时间　　　② 大部分时间　　　③ 比较多时间

④ 一部分时间　　⑤ 小部分时间　　⑥ 没有这种感觉

（4）您的心理很平静:②

① 所有的时间　　　② 大部分时间　　　③ 比较多时间

④ 一部分时间　　⑤ 小部分时间　　⑥ 没有这种感觉

（6）您的情绪低落:⑤

① 所有的时间　　　② 大部分时间　　　③ 比较多时间

④ 一部分时间　　⑤ 小部分时间　　⑥ 没有这种感觉

（8）您是个快乐的人:②

① 所有的时间　　　② 大部分时间　　　③ 比较多时间

④ 一部分时间　　⑤ 小部分时间　　⑥ 没有这种感觉

MH=（5+5+5+5+5-5）÷25×100=80

（9）健康变化（HT：Reported Health Transition）

问题条目：2

2. 跟一年前相比您觉得您现在的健康状况是:

条目的编码及计分

答案	条目编码	条目计分
比一年前好多了	1	5
比一年前好一些	2	4
和一年前差不多	3	3
比一年前差一些	4	2
比一年前差多了	5	1

方面计分及换算：

将各个条目得分相加得实际得分，再按下式算得最终得 HT。HT 得分越高，健康状况越好。

$$HT = \frac{实际得分 - 1}{4} \times 100$$

举例：以某人完成的量表为例.

2. 跟 1 年以前比您觉得自己的健康状况是：③

①比 1 年前好多了　②比 1 年前好一些　③跟 1 年前差不多　④比 1 年前差一些　⑤比 1 年前差多了

HT=(3-1)/4*100=50

3. 创伤后应激障碍自评量表（PCL-C 量表）及其计分规则

下表中的问题和症状是人们通常对一些紧张生活经历的反应。请仔细阅读，根据这些反应和症状在过去的 1 个月内打扰您的程度，在右框选择打分。

创伤后应激障碍自评量表

问题	一点也不	有一点	中度的	相当程度的	极度的
1. 过去的一段压力性事件的经历引起的反复发生令人不安的记忆、想法或形象？	1	2	3	4	5
2. 过去的一段压力性事件的经历引起的反复发生令人不安的梦境？	1	2	3	4	5
3. 过去的一段压力性事件的经历仿佛突然间又发生了、又感觉到了（好像您再次体验）？	1	2	3	4	5
4. 当有些事情让您想起过去的一段压力性事件的经历时，你会非常局促不安？	1	2	3	4	5
5. 当有些事情让您想起过去的一段压力性事件的经历时，有身体反应（比如心悸、呼吸困难、出汗）？	1	2	3	4	5
6. 避免想起或谈论过去的那段压力性事件经历或避免产生与之相关的感觉？	1	2	3	4	5
7. 避免那些能使您想起那段压力性事件经历的活动和局面？	1	2	3	4	5
8. 记不起压力性经历的重要内容？	1	2	3	4	5
9. 对您过去喜欢的活动失去兴趣？	1	2	3	4	5
10. 感觉与其他人疏远或脱离？	1	2	3	4	5
11. 感觉到感情麻木或不能对与您亲近的人有爱的感觉？	1	2	3	4	5

续表

问题	一点也不	有一点	中度的	相当程度的	极度的
12. 感觉好像您的将来由于某种原因将被突然中断？	1	2	3	4	5
13. 入睡困难或易醒？	1	2	3	4	5
14. 易怒或怒气爆发？	1	2	3	4	5
15. 注意力很难集中？	1	2	3	4	5
16. 处于过度机警或警戒状态？	1	2	3	4	5
17. 感觉神经质或易受惊？	1	2	3	4	5

累计各项的总分（17～85），分数越高，代表 PTSD 发生的可能性越大。

17～37分：无明显 PTSD 症状。

38～49分：有一定程度的 PTSD 症状。

50～85分：有较明显 PTSD 症状，可能被诊断为 PTSD。

4. 变量界面的设置

（1）输入变量名称及标签。

"名称"栏中输入的变量名称的首字符必须是汉字或英文字母，若变量名称使用了简称或代码，可将完整的名称或含义写在"标签"栏内，起提示作用。

名称	类型	宽度	小数	标签
文化程度	数值(N)	8	2	

（2）选择变量类型。

数值型只能录入数值，不能录入字母、汉字等，且 SPSS 统计软件仅对变量类型为"数值型"的数据进行统计分析。字符串型可以录入汉字。

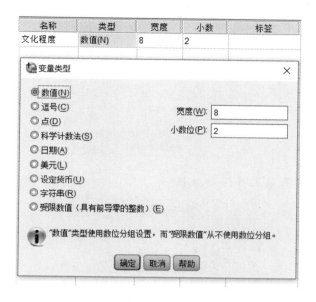

（3）调整宽度。

"宽度"栏的默认数值为 8，即录入的数据宽度不能超过 8 个字符。若需要录入的数据宽度超过 8 个字符，可将"宽度"栏中的数字改为所需的字符数（最多可输入 100 个字符，相当于 50 个汉字）。

（4）调整小数点后位数。

变量类型为"数值型"时，"小数点后位数"栏默认的数字为 2，即录入数据时小数点后自动保留两位数字。可根据数据的特点适当调整小数点后位数。

名称	类型	宽度	小数
文化程度	数值(N)	8	0

（5）标记值标签。

在 SPSS 统计软件中，为了进行统计分析，通常将计数资料、等级资料的选项用数值代码表示。例如"文化程度"这个变量，在录入数据时，可用"1"表示初中及以下，"2"表示高中或中专，"3"表示大专及以上。

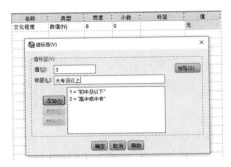

4. 数据界面录入并保存数据

	文化程度	变量
1	1	
2	2	
3	3	
4		

数据视图　变量视图

5. 每一组录入十份数据

（二）资料的统计学分析

1. 概述

（1）基本概念。

① 抽样误差。抽样误差是由于抽样研究所致的样本指标与总体指标之间的差异。只要是抽样研究，就必然存在抽样误差，这是无法避免的。

② 假设检验。假设检验又称显著性检验，是应用统计学原理由样本之间的差异去推断样本所代表的总体之间是否有差异的一种推断方法。常用的假设检验包括 t 检验、方差分析、卡方检验、秩和检验等。

$a=0.05$

P 抽样<0.05，存在差异

P 抽样>0.05，不存在差异

（2）科研资料的类型。

①计量资料——t 检验（均数±标准差）。

计量资料又称连续型资料，指用定量方法测定某项指标量的大小而获得的资料。这类资料是定量的，表现为数值大小，一般有度量衡单位，如年龄（岁）、病程（年）、血糖值（mmol/L）。

②计数资料——卡方检验。

计数资料又称无序分类资料，是指将观察单位按某种属性或类别分组，计数各组的例数而得到的资料。计数资料是定性的，表现为互不相容的类别。分为二分类资料和多分类资料：① 二分类资料，如性别（男/女）、并发症（有/无），仅涉及两个类别；② 多分类资料，如职业、科室，涉及多个类别。

（3）等级资料。

等级资料又称有序分类资料，是指将观察单位按某种属性的不同程度分成等级，计数各组的例数而得到的资料。这类资料具有半定量的性质，各类别之间有程度的差别。如病情严重度（轻、中、重）、满意度（非常满意、一般、不满意）。

2. 数据分析

（1）卡方检验：卡方检验是用途非常广的一种假设检验方法，它在分类资料统计推断中的应用，包括两个率或两个构成比较的卡方检验；多个率或多个构成比较的卡方检验以及分类资料的相关分析等。因此，率的比较应该采用卡方检验。

例如：两组大白鼠在不同致癌剂作用下的发癌率如下表，研究两组发癌率有无差别时，应该采用卡方检验。

处理	发癌数	未发癌数	合计	发癌率%
甲组	52	19	71	73.24
乙组	39	3	42	92.86
合计	91	22	113	80.53

（2）描述性分析：是对调查所得的大量数据资料进行初步的整理和归纳，主要借助各种数据所表示的统计量，如均数、百分比等。人口学特征的描述则采用描述性分析。

（3）单因素分析：是指在一个时间点上对某一变量的分析，目的在于描述事实，主要包括 t 检验、F 检验（方差分析）。

（4）多因素分析：用于说明一个现象总变动受三个或三个以上因素影响时，其中每个因素的变化对总变动影响的方向和程度，主要包括多重线性回归、logistic 回归分析。

3. 统计图表的绘制

（1）三线表。

发表论文中的表要求为三线表，三线表通常只有 3 条线，即顶线、底线和栏目线。其中顶线和底线为粗线，栏目线为细线（如表 5-2）。三线表的组成要素包括：表序、表题、项目栏、表体、表注。

表 5-2   板房灾民生活质量的比较   （ *P<0.05 ）

项目	2010 年	2011 年	t	P
生理机能（PF）	87±18	89±16	-0.869	0.386
生理职能（RP）	52±44	62±45	-1.844	0.038*
躯体疼痛（BP）	69±28	75±28	-1.615	0.109
总体健康（GH）	62±24	62±22	-0.068	0.946
精力（VT）	69±19	66±21	1.115	0.267
社会功能（SF）	83±19	81±19	0.920	0.359
情感职能（RE）	51±43	55±46	-0.799	0.426
精神健康（MH）	76±19	73±20	1.26	0.223
生质加权	68±20	69±21	-0.482	0.631

（2）饼图

饼图英文学名为 Sector Graph，常用于统计学模块。饼图能够直观地反映某个部分占整体的比例，可让人对局部占整体的份额一目了然，用不同颜色来区分局部模块，也显得较为清晰。饼图 5-2 表示：PTSD 阳性患者占

92.50%，PTSD 阴性者占 7.5%。

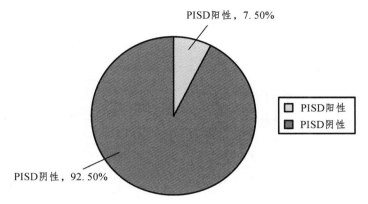

图 5-2 地震两年后板房灾民心理应激状况

四、实践作业

以小组为单位对以下临床数据进行分析完善。

抗生素名称	对亚胺培南和美罗培南均敏感菌株耐药率%（n=66）	对亚胺培南和美罗培南均敏感菌株耐药率%（n=32）	χ^2	P
氨苄西林	64（97.0）	21（65.6）		
头孢哌酮/舒巴坦	16（24.2）	0（0.0）		
氨苄西林/舒巴坦	65（98.5）	4（12.5）		
哌拉西林/他唑巴坦	65（98.5）	6（18.8）		
头孢他啶	65（98.5）	9（28.1）		
头孢曲松	66（100.0）	8（25.0）		
头孢吡肟	65（98.5）	9（28.1）		
头孢替坦	66（100.0）	31（96.9）		
阿米卡星	56（84.8）	9（28.1）		
庆大霉素	65（98.5）	8（25.0）		
妥布霉素	65（98.5）	8（25.0）		

续表

抗生素名称	对亚胺培南和美罗培南均敏感菌株耐药率%（n=66）	对亚胺培南和美罗培南均敏感菌株耐药率%（n=32）	χ^2	P
环丙沙星	66（100.0）	8（25.0）		
加替沙星	66（100.0）	8（25.0）		
左旋氧氟沙星	64（97.O）	8（25.0）		
复方新诺明	63（95.5）	8（25.0）		
多粘菌素 B	10（15.2）	5（15.6）		
多西环素	64（97.0）	8（25.0）		
米诺环素	15（22.7）	0（0.0）		
氨曲南	65（98.5）	16（50.0）		
四环素	63（95.5）	9（28.1）		

附　录

附录 1：攀枝花学院本科毕业论文模板

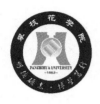 攀枝花学院本科毕业论文

论文题目

学生姓名：＿＿＿＿＿＿＿＿＿＿＿＿

学生学号：＿＿＿＿＿＿＿＿＿＿＿＿

院（系）：＿＿＿＿＿＿＿＿＿＿＿＿

年级专业：＿＿＿＿＿＿＿＿＿＿＿＿

指导教师：＿＿＿＿＿＿＿＿＿＿＿＿

助理指导教师：＿＿＿＿＿＿＿＿＿＿

二〇二×年六月

（空 1 行）

摘　要　——→ 黑体三号

（空 1 行）

　　××××××××××××××××××××××××××
××××××××××××××××××××××××××××
××××××××××××××××××××××××××。
　　××××××××××××××××××××××××××
××××××××××××××××××××××××××××
××××××××××××××××××××××××××××
××××××××××××××××××××××……
　　……
　　……（小四号宋体，20 磅行距，要求 300 字左右）

（空 1 行）

（空 1 行）

　　关键词　××××，××××，×××××，×××××（3~5 个，逗号分隔，小四号宋体）

（空1行）

ABSTRACT

（空1行）

　×××××××××××××××××××××××××××××
××××××××××××××××××××××××××××××××
××××××××××××××××××××××××××××××××
××××××××××××××××.

　×××××××××××××××××××××××××××××××
××××××××××××××××××××××××××××××××
××××…

　……

　……（12号新罗马体，20磅行距）

（空1行）

（空1行）

Key words　×××××××，×××××××，×××××××，×××
××××（12号新罗马体）

（空1行）　　　　　空2格

↓　　　**论文题目** ⟶　　　三号黑居中

（空1行）

前言：××××××××××（小四号宋体，20磅行距）

×××××××××××××××××××××××××××

×××××××××××××××××××……。

（空1行）

主体部分：××××××××××（小四号宋体，20磅行距）

×××××××××××××××××××××××××××

×××××××××××××××××……。

　（空1行）

总结：××××××××××（小四号宋体，20磅行距）

×××××××××××××××××××××××××××

×××××××××××××××××……。

（空 1 行）

参考文献

（空 1 行）

（空 1 行）

（中文参考文献：宋体五号，行距固定值 20 磅；

英文参考文献：Times New Roman 五号）

[1] 袁庆龙，候文义. Ni-P 合金镀层组织形貌及显微硬度研究[J]. 太原理工大学学报，2001，32（1）：51-53.

[2] 刘国钧，王连成. 图书馆史研究[M]. 北京：高等教育出版社，1979：15-18，31.

[3] 孙品一. 高校学报编辑工作现代化特征[C]. 中国高等学校自然科学学报研究会. 科技编辑学论文集（2）. 北京：北京师范大学出版社，1998：10-22.

[4] 张和生. 地质力学系统理论[D]. 太原：太原理工大学，1998.

[5] 冯西桥. 核反应堆压力容器的 LBB 分析[R]. 北京：清华大学核能技术设计研究院，1997.

[6] 姜锡洲. 一种温热外敷药制备方案[P]. 中国专利：881056078，1983-08-12.

[7] GB/T 16159—1996，汉语拼音正词法基本规则[S]. 北京：中国标准出版社，1996.

[8] 谢希德. 创造学习的思路[N]. 人民日报，1998-12-25（10）.

[9] 王明亮. 中国学术期刊标准化数据库系统工程的[EB/OL]. http://www. cajcd.cn/pub/wml.txt/9808 10-2.html, 1998-08-16/1998-10-04.

[10] XIAO Ming, DU Xusheng, MENG Yuezhong, GONG Kecheng. The influence of thermal treatment conditions on the structures and electrical conductivities of graphite oxide, NEW CARBON MATERIALS, 2004, 19（2）.

附录 2：攀枝花学院康养学院护理学专业
"文献综述" 评审表

评阅教师姓名＿＿＿＿＿＿＿＿＿＿ 职称 ＿＿＿＿＿＿＿专业＿＿＿＿＿＿＿

学生姓名＿＿＿＿＿＿＿ 专业 ＿＿＿＿＿＿＿年级＿＿＿＿＿＿评分＿＿＿＿

综述名称 ＿＿＿＿＿＿＿＿＿＿＿＿＿＿＿＿＿＿＿＿＿＿＿＿＿＿＿＿＿＿

参考文献类型与数量，引文格式是否规范（25分）		文章结构完整（摘要、关键词、引言、主题、结语、参考文献）（15分）	科学性（理论正确、资料可靠、结论可信）（10分）	实用性（理论价值、实用价值、近期或远期可用）（10分）	新颖性（新理论、新观点、新技术、新方法）（10分）	综合能力（文字简练、语句通顺、条理清楚、详略得当、合乎逻辑）（15分）	自选题目（5分）	参考文献引用情况（10分）		合计
（中文）≥8篇（15分）	（英文）≥2篇（10分）							近3年内（10分）	＞5年（-5分）	

评审项目：

注：优（90分~100分）；良（80分~89分）；中（70分~79分）；及格（60分~69分）；不及格（小于60分）。

综合评语：

评审教师签名＿＿＿＿＿＿＿＿＿＿＿

年　　月　　日

康养学院（盖章）